OS FILHOS DE ASCLÉPIO VÃO À GUERRA
UMA INTRODUÇÃO À MEDICINA
DA *ILÍADA* E DA *ODISSEIA*

Editora Appris Ltda.
1.ª Edição - Copyright© 2025 do autor
Direitos de Edição Reservados à Editora Appris Ltda.

Nenhuma parte desta obra poderá ser utilizada indevidamente, sem estar de acordo com a Lei nº 9.610/98. Se incorreções forem encontradas, serão de exclusiva responsabilidade de seus organizadores. Foi realizado o Depósito Legal na Fundação Biblioteca Nacional, de acordo com as Leis nos 10.994, de 14/12/2004, e 12.192, de 14/01/2010.

Catalogação na Fonte
Elaborado por: Josefina A. S. Guedes
Bibliotecária CRB 9/870

F475f
2025
	Figuerêdo-Silva, José
	   Os filhos de Asclépio vão à guerra: uma introdução à medicina da Ilíada e da Odisseia / José Figuerêdo-Silva. – 1. ed. – Curitiba: Appris, 2025.
	   199 p. ; 23 cm. – (Ciências sociais).
	
	   Inclui bibliografias.
	   ISBN 978-65-250-7435-1
	
	   1. Poesia épica grega. 2. Homero. 3. Medicina. 4. História. I. Título. II. Série.
	
	                                                        CDD – 883

Livro de acordo com a normalização técnica da ABNT

Editora e Livraria Appris Ltda.
Av. Manoel Ribas, 2265 – Mercês
Curitiba/PR – CEP: 80810-002
Tel. (41) 3156 - 4731
www.editoraappris.com.br

Printed in Brazil
Impresso no Brasil

José Figuerêdo-Silva

OS FILHOS DE ASCLÉPIO VÃO À GUERRA
UMA INTRODUÇÃO À MEDICINA DA *ILÍADA* E DA *ODISSEIA*

Appris editora

Curitiba, PR
2025

FICHA TÉCNICA

EDITORIAL
Augusto Coelho
Sara C. de Andrade Coelho

COMITÊ EDITORIAL
Ana El Achkar (Universo/RJ)
Andréa Barbosa Gouveia (UFPR)
Antonio Evangelista de Souza Netto (PUC-SP)
Belinda Cunha (UFPB)
Délton Winter de Carvalho (FMP)
Edson da Silva (UFVJM)
Eliete Correia dos Santos (UEPB)
Erineu Foerste (Ufes)
Fabiano Santos (UERJ-IESP)
Francinete Fernandes de Sousa (UEPB)
Francisco Carlos Duarte (PUCPR)
Francisco de Assis (Fiam-Faam-SP-Brasil)
Gláucia Figueiredo (UNIPAMPA/ UDELAR)
Jacques de Lima Ferreira (UNOESC)
Jean Carlos Gonçalves (UFPR)
José Wálter Nunes (UnB)
Junia de Vilhena (PUC-RIO)
Lucas Mesquita (UNILA)
Márcia Gonçalves (Unitau)
Maria Aparecida Barbosa (USP)
Maria Margarida de Andrade (Umack)
Marilda A. Behrens (PUCPR)
Marília Andrade Torales Campos (UFPR)
Marli Caetano
Patrícia L. Torres (PUCPR)
Paula Costa Mosca Macedo (UNIFESP)
Ramon Blanco (UNILA)
Roberta Ecleide Kelly (NEPE)
Roque Ismael da Costa Güllich (UFFS)
Sergio Gomes (UFRJ)
Tiago Gagliano Pinto Alberto (PUCPR)
Toni Reis (UP)
Valdomiro de Oliveira (UFPR)

SUPERVISORA EDITORIAL Renata C. Lopes
PRODUÇÃO EDITORIAL Adrielli de Almeida
REVISÃO Débora Sauaf
DIAGRAMAÇÃO Bruno Ferreira Nascimento
CAPA Eneo Lage
REVISÃO DE PROVA William Rodrigues

COMITÊ CIENTÍFICO DA COLEÇÃO CIÊNCIAS SOCIAIS

DIREÇÃO CIENTÍFICA Fabiano Santos (UERJ-IESP)

CONSULTORES
Alícia Ferreira Gonçalves (UFPB)
Artur Perrusi (UFPB)
Carlos Xavier de Azevedo Netto (UFPB)
Charles Pessanha (UFRJ)
Flávio Munhoz Sofiati (UFG)
Elisandro Pires Frigo (UFPR-Palotina)
Gabriel Augusto Miranda Setti (UnB)
Helcimara de Souza Telles (UFMG)
Iraneide Soares da Silva (UFC-UFPI)
João Feres Junior (Uerj)
Jordão Horta Nunes (UFG)
José Henrique Artigas de Godoy (UFPB)
Josilene Pinheiro Mariz (UFCG)
Leticia Andrade (UEMS)
Luiz Gonzaga Teixeira (USP)
Marcelo Almeida Peloggio (UFC)
Maurício Novaes Souza (IF Sudeste-MG)
Michelle Sato Frigo (UFPR-Palotina)
Revalino Freitas (UFG)
Simone Wolff (UEL)

Para:

Aida.

Bruno e Adriana, Davi e Isabel.

Rebeca, Lara, Leticia e Lívia.

Com amor

AGRADECIMENTOS

A minha primeira e maior dívida de gratidão é para com meu filho, Bruno Cristiano de Souza Figueiredo, membro do Serviço Médico do Senado Federal (Brasília, DF). Além de me fornecer várias obras sobre Homero, alguma delas muito raras, ele leu cada uma das páginas deste livro e seus comentários e sugestões foram de imensa valia. Sem seu permanente e carinhoso incentivo, eu não teria conseguido.

Agradeço à Elenice Maria Nery, professora da Secretaria de Educação do Estado do Piauí e excelente revisora, por ter lido uma versão inicial da parte introdutória e ter feito excelentes sugestões.

Também sou grato a Marcelo de Sousa Neto, doutor em História e docente do Curso de História da Universidade Estadual do Piauí (UESPI) e do curso de Pós-Graduação em História do Brasil da Universidade Federal do Piauí (UFPI), e também por ter lido as páginas ainda muito embrionárias deste livro e indicado alguns caminhos a seguir.

Tenho o privilégio de contar com a amizade de dois grandes cirurgiões. Francisco José Cavalcante Andrade, mestre em cirurgia, do Hospital Getúlio Vargas (Secretaria Estadual de Saúde do Piauí) e do Centro de Saúde Lineu Araújo (Fundação Municipal de Saúde de Teresina), preceptor voluntário da residência médica em cirurgia do Centro de Ciências da Saúde da UESPI e presidente da Sociedade Piauiense de História da Medicina. O professor-doutor Albino Augusto Sorbello, um dos pioneiros da videocirurgia e o primeiro a trazer a cirurgia robótica ao nosso país, ex-presidente da Sociedade Brasileira de Cirurgia Minimamente Invasiva e Robótica. Mesmo em meio a seus inúmeros compromissos, encontraram tempo para tecer a quatro mãos um prefácio iluminado e mais que generoso.

Agradeço ao mastologista Luiz Ayrton Santos Júnior por me ter enviado um texto com palavras elogiosas sobre meu trabalho. Sua avaliação positiva tem grande importância, visto que Santos Júnior, além de doutor em cirurgia, é professor de Bioética e História da Medicina na UESPI e na UFPI. Também faz parte da Academia Piauiense de Letras, da Academia de Ciências do Piauí, da Academia Brasileira de Médicos Escritores, sendo fundador e ex-presidente da Sociedade Piauiense de História da Medicina e Coordenador da Rede Brasileira de Professores de História da Medicina.

Registro aqui minha gratidão ao professor-doutor Antonio Luiz Martins Maia Filho, do Centro de Ciências da Saúde e coordenador do Núcleo de Pesquisa em Biotecnologia e Biodiversidade da UESPI, pela amizade, acolhimento e incentivo.

Não poderiam faltar meus agradecimentos à Editora Appris, em especial a Andrea Cristine Coimbra de Silva (agente), Adrielli de Almeida (produtora editorial), Débora Sauaf (revisora), Bruno Ferreira Nascimento (diagramação) e Eneo Soares Lage (produção da capa), pela excelente assistência prestada nas diferentes fases processo editorial.

PREFÁCIO

Parafraseando o grande escritor Monteiro Lobato, *"um país se faz com homens e livros"*. Nesta obra, o professor Figuerêdo assume o Olimpo dos escritores do nosso Brasil. Como homem, cursando sua jornada até ser o reconhecido professor da área médica e, com livros, tendo publicado obras ímpares demonstrando a sua grandeza intelectual. Uma curta introdução ao homem: José Figuerêdo-Silva nasceu em Delmiro Gouveia no estado das Alagoas, sendo o segundo de quatro filhos do casal David Marques da Silva (um pequeno comerciante) e Aristea Figuerêdo Silva. Cursou medicina na Faculdade de Ciências Médicas da Universidade de Pernambuco. Ainda como acadêmico do 3º ano, se destacou demonstrando interesse em Patologia e empenhou-se ao realizar cursos e estágios nesta área.

Ao concluir o curso foi para a cidade de Teresina (PI) onde iniciou sua carreira médica. Dinâmico e proativo, fundou a disciplina de Anatomia Patológica do Centro de Ciências da Saúde da Universidade Federal do Piauí atuando como professor; foi, também, médico patologista do Hospital Getúlio Vargas e do Hospital do Câncer (atualmente Hospital São Marcos). Sempre atuante e inovador, introduziu a técnica do exame em biópsia por congelação no estado do Piauí.

Em 1980, concluiu a sua primeira defesa de tese tornando-se mestre em Patologia Humana pelo Departamento de Patologia do Centro de Ciências da Saúde da Universidade Federal de Pernambuco – (UFPE). Depois, em 1990, prosseguindo em seu empenho acadêmico, defendeu seu título de doutor pelo Departamento de Patologia da Faculdade de Medicina de Ribeirão Preto, Universidade de São Paulo (USP-RP).

Incansável, no ano de 1995 transferiu-se, retornando para Pernambuco, e prestou concurso para professor titular do Departamento de Patologia do Centro de Ciências da Saúde da UFPE, tendo sido aprovado com louvor. Exerceu as atividades docentes até 2002, quando optou por regressar à Teresina (PI) atuando como professor adjunto na Faculdade de Ciências Médicas (FACIME) da Universidade Estadual do Piauí (UESPI). Nesta universidade, além da cadeira de Patologia, atuou na disciplina de

Evolução do Pensamento e da Prática Médica. Em 2015, torna-se membro fundador da Sociedade Piauiense de História da Medicina.

Publicou, como autor principal ou coautor, capítulos de livros e artigos em importantes revistas internacionais e brasileiras sobre doenças tropicais, especialmente sobre a filariose bancroftiana. Seu apreço pela mitologia grega na área médica ficou documentado em 2018 com a publicação do livro *Ensaios de Medicina Grega e Mitologia*, que nos fazem mergulhar em temas sobre humanidades e medicina. "Imortalidade", o capítulo final do livro, conduz seu leitor a profundas reflexões do passado – relativas aos deuses gregos – e futuras – sobre a nossa civilização.

Mesmo após estar aposentado administrativamente, participa ainda de atividades acadêmicas e de pesquisa como voluntário do Núcleo de Pesquisa em Biotecnologia e Biodiversidade da UESPI. Dentre outras comandas, relata a honra que teve por ocasião de, em 2022, ter sido agraciado pela Sociedade Brasileira de História da Medicina com a medalha José Correia Picanço por sua colaboração à medicina e a sua história no Brasil.

Agora somos brindados com esse novo trabalho, *Os Filhos de Asclépio Vão à Guerra. Uma Introdução à Medicina da Ilíada e da Odisseia*, um livro que nos convida a mergulhar num mundo de deuses, semideuses e mortais, onde a medicina se apresenta de forma bizarra entre magias, emulsões e ferimentos de guerra. Aparentemente, nos parece que iríamos encontrar só as ações bélicas dos heróis que compuseram as obras escritas por *"um Homero"* (*Ilíada e Odisseia*), mas Figuerêdo logo nos incita ao tentar justificar *"que Homero?"* e como e por quem, verdadeiramente, os poemas foram compostos e escritos.

Logo na abertura do livro, intrigantes relações são discutidas; no entanto, o caridoso autor, ainda neste capítulo introdutório, nos esclarece a composição dos oito ensaios que são o cerne cultural e humanístico de sua intenção primordial, nos estimulando a continuação da leitura.

Em cada ensaio, o autor retrata o passado épico e o coloca em condição conflitante com os conceitos e os comportamentos sociais e do exercício da medicina nos tempos atuais no mundo e no Brasil, levando-nos a cismar de maneira profunda a tecnologia, a ética, o humanismo e até o abstrato (o espírito). Com a riqueza das introduções e explicação dos múltiplos nomes gregos que compõe cada ensaio, nos enriquecemos culturalmente.

Um detalhe simples, mas simbólico, é destacado pelo autor: os dois filhos de Asclépio, o deus da medicina, representam emblematicamente as duas principais especialidades médicas exercidas na atualidade. Macáon, que significa *batalha* ou *faca* (ou bisturi, em termos atuais) é o *cirurgião*: a etimologia remete ao *guerreiro que cura com sua faca, ou com suas habilidades cirúrgicas*. Podalírio, *o que tem pés de lírio* e trabalha com plantas, trata as doenças internas, é o *clínico*. Asclépio foi instruído na arte médica por Quirão (que significa o que trabalha com as mãos, ou *cirurgião*), que Homero classifica como "*o centauro mais justo*" (Ilíada, XI, 832). E Macáon finalizou o tratamento da ferida de Menelau "*cobrindo-a, depois, habilmente, com bálsamo cujo segredo Quirão, por afeto, a seu pai lhe ensinara*" (Ilíada, IV, 218-219). Neste momento, Homero retrata a suma importância dos médicos no campo de batalha considerando-os como heróis e alegando que "*um médico vale por muitos guerreiros*" (Ilíada, XI, 514).

Embora ressaltado o valor dos médicos por Homero, nosso autor traz a júri o comportamento que a sociedade teve com os profissionais da saúde durante a pandemia da Covid-19 e conflita com a dificuldade profissional que os nossos médicos enfrentaram em suas jornadas. Uma obra de arte é considerada de muito valor quando suscita pontos de divergência entre os especialistas (p. ex. sorriso da Monalisa), assim, também os poemas homéricos, suscitaram inúmeras pesquisas desde os tempos de Homero até aos nossos dias, em caráter universal nas distintas academias.

A riqueza bibliográfica existente foi profundamente investigada pelo nosso patologista literato e seu filho, o médico Bruno Figueiredo, nos aliviando do trabalho árduo e desgastante que ela poderia nos exigir. Fez uma cuidadosa "autópsia" dos livros publicados sobre os poemas homéricos desde os tempos de Galeno vindo até nossos dias e depois, em "cortes finos" examinados em "lâminas de microscópio", enriquece as sutilezas dos poemas com as conclusões apresentadas pelo autor em sua magnífica interpretação literária.

Tão rica e humana é esta obra que só sua análise já poderia constituir não um prefácio, mas um novo volume. A nós foi-nos dada a oportunidade da prévia leitura precedente à impressão; sim, como reconhecimento de nossa amizade, mais do que a de nossa capacidade técnica, nos presenteando com a responsabilidade deste prefácio. Nossas congratulações literárias e médicas ao Prof. José Figuerêdo-Silva.

Professor Albino Augusto Sorbello
Doutor em Clínica Cirúrgica pela Universidade de São Paulo, SP. Instituto Sorbello, São Paulo, SP

Professor Francisco José Cavalcante Andrade
Cirurgião, mestre em Ciências da Saúde pela Universidade Cruzeiro do Sul, São Paulo, SP. Hospital Getúlio Vargas, Teresina, PI

SUMÁRIO

HOMERO E A MEDICINA: AFINIDADES ELETIVAS 15

OS FILHOS DE ASCLÉPIO VÃO À GUERRA.................................. 37

OS HERÓIS HOMÉRICOS
E OS MÉDICOS DO SÉCULO XXI 57

ENTRE MORTOS E FERIDOS... 73

OS SEGREDOS DE QUIRÃO 93

DE CORPO E ALMA 103

DEUSES EM GUERRA 115

PESTE EM TROIA, TEBAS E ATENAS 129

UMA CENA À MARGEM DO CAMPO DE BATALHA....................... 149

NOTAS 169

    HOMERO E A MEDICINA: AFINIDADES ELETIVAS 169

    OS FILHOS DE ASCLÉPIO VÃO À GUERRA 172

    OS HERÓIS HOMÉRICOS E OS MÉDICOS DO SÉCULO XXI 177

    ENTRE MORTOS E FERIDOS 178

    OS SEGREDOS DE QUIRÃO... 180

    DE CORPO E ALMA 181

    DEUSES EM GUERRA.. 183

    PESTE EM TROIA, TEBAS E ATENAS 184

    UMA CENA À MARGEM DO CAMPO DE BATALHA............................ 185

REFERÊNCIAS... 189

HOMERO E A MEDICINA: AFINIDADES ELETIVAS

O mundo homérico é um mundo poético. Os historiadores, os sociólogos, os filósofos se apropriaram dele, o que é normal e até legítimo, mas, com frequência, querendo ultrapassar as suas possibilidades. (...) É preciso, portanto, retornar à poesia.

(Pierre Vidal-Naquet, O Mundo de Homero, 2002)

Homero parece situado fora do tempo.

(Otto Maria Carpeaux, A Literatura Grega, 2008)

É espantoso que um poeta ou vários poetas cujas faces e atributos não podemos conceber, que viveram numa sociedade de cujos costumes e crenças temos apenas uma vaga ideia, numa língua que não sabemos mais precisamente como pronunciar, tenham descrito para nós nossas próprias vidas no presente, com cada felicidade secreta e cada pecado oculto.

(Alberto Manguel, Ilíada e Odisseia de Homero. Uma Biografia, 2008)

As primeiras fontes remanescentes que mencionam Homero pelo nome datam do século VI a.C.: a partir delas podemos determinar que os gregos o consideravam um poeta excepcional e antigo – mas que não sabiam nada ao certo sobre ele. Até o nome 'Homero' era controverso: a maioria dos autores parece simplesmente usá-lo, mas alguns insistiam que era só um apelido que significava 'cego' ou 'refém', e se referia a um episódio traumático da vida do poeta.

(Barbara Graziosi, Homero, 2021)

As citações em epígrafe poderiam se multiplicar e ainda assim dariam uma ideia bastante limitada da complexidade de Homero. A quantidade de estudos sobre ele e suas obras é assustadora, perfazendo um campo muito amplo e muito antigo. Na verdade, os poemas homéricos têm sido objeto de análise há mais de dois milênios e meio: já século V a.C. os jovens atenienses eram obrigados a aprender os poemas homéricos e explicar suas palavras difíceis. Na biblioteca de Alexandria, nos séculos II e III a.C., eruditos compilaram textos mais antigos de Homero, editaram-nos e escreveram comentários extensos.

Suas anotações, conhecidas como escólios, acabaram nas margens dos manuscritos bizantinos. Em 1353, Francesco Petrarca abraçaria, deslumbrado, um desses manuscritos da *Ilíada*. O grande humanista e poeta italiano procurou um erudito que pudesse traduzi-lo – e que também lhe ensinasse grego. Com um amor paradoxal por um autor que não podia ler, Petrarca deu início simbólico a um movimento intelectual de grande envergadura: a Renascença ou o "renascimento" da Antiguidade, escreve Barbara Graziosi, professora de Letras Clássicas da Universidade de Princeton[1].

Após a queda de Constantinopla, em 29 de maio de 1453, sábios helenistas migraram para Florença, Roma, Pádua e Veneza, onde montaram escolas de grego e trabalharam na publicação de manuscritos gregos. Foi graças à erudição desses sábios que por volta de 1504, em Veneza, foram lançadas algumas versões mais requintadas dos clássicos, incluindo várias edições da *Ilíada* e da *Odisseia*. A familiaridade com os clássicos tornou-se, então, essencial para uma pessoa culta ou de alta posição social[2].

Atualmente, os poemas de Homero são de fácil acesso. Uma lista de traduções publicada ainda em 2003 estende-se por centenas de páginas e inclui todas as principais línguas modernas, bem como esperanto, vários dialetos e formas de patoá. Há incontáveis gramáticas, comentários, dicionários, enciclopédias, monografias e artigos, além de recursos digitais que facilitam enormemente o acesso à *Ilíada* e à *Odisseia* no original grego. As obras de Homero também chegam até aos dias atuais por meio de ecos e refrações em inúmeros outros poemas, romances, peças de teatro e obras de arte – assim como pelo mito ubíquo sobre o autor, uma vez que todo mundo sabe que existe uma questão quanto à identidade e até mesmo quanto à existência do próprio Homero[3].

Embora se arraste há séculos, até hoje não há um consenso acerca da assim chamada Questão Homérica, que diz respeito a uma série de perguntas ainda não respondidas. Segundo Gregory Nagy, professor de Literatura Clássica na Universidade de Harvard, há uma pluralidade de interrogações: quem foi Homero? Quando e onde Homero viveu? Houve um Homero? Há um autor da *Ilíada* e da *Odisseia* ou há muitos autores diferentes para cada uma? Há uma sucessão de autores ou mesmo editores para cada uma? Há, quanto a isso, uma *Ilíada* unitária e uma *Odisseia* unitária? Convencido de que a realidade dos poemas homéricos não pode ser compreendida por meio de uma única questão, ele escolheu *Questões Homéricas* para título de seu livro sobre esses tópicos[4].

Essas questões serão mencionadas aqui de forma muito breve e apenas para melhor contextualizar o objetivo deste livro, que é comentar alguns aspectos médicos presentes na *Ilíada* e na *Odisseia*. Parece um objetivo restrito e simples, mas nenhum estudo um pouco mais elaborado sobre as obras homéricas pode ser considerado assim, pois cada um de seus versos, com ou sem significado médico, suscita uma teia interminável de reflexões. Além disso, é sempre um grande desafio entrar em um âmbito supostamente privativo dos feudos acadêmicos helenistas visto que alguns de seus membros, talvez por sua fluência em grego arcaico, dão a impressão de serem os únicos a ter a chave interpretativa dos textos homéricos.

De fato, cada verso da *Ilíada* e da *Odisseia* já foi analisado milhares de vezes por eruditos e filósofos, chegando ao desvario. Alguns estudiosos dedicaram suas vidas a uma única passagem, escreveram livros a respeito de uma única palavra – como o adjetivo *"divino"*, com que Homero qualificou Eumeu, o criador de porcos de Ulisses (HOMERO, *Odisseia*, XIV: 48). Na história humana, com exceção dos grandes textos de revelação religiosa, poucas obras tiveram tantos desdobramentos. É um pouco intimidante adentrar nesse monumento de ciência[5].

Frente a esse desafio, são incentivadoras as palavras de Alberto Manguel: "ninguém possui Homero, nem mesmo o melhor de seus leitores". Segundo ele, cada uma de nossas leituras é feita através de camadas de leituras anteriores que se acumulam sobre a página como estratos sobre uma rocha até que mal se pode ver o texto original, se é que alguma vez existiu coisa tão pura. Esse palimpsesto de leituras não esconde de nossos olhos apenas o texto original, ou o que a maioria dos autores admite que seja o texto original. Exceto por um grupo cada vez menor de intelectuais aos quais foi concedida a graça de conhecer o grego antigo, o resto de nós não lê Homero, mas uma tradução de Homero[6].

Como ponto de partida para uma releitura da *Ilíada* e da *Odisseia* em busca de seus aspectos médicos, é necessário trazer à tona alguns comentários sobre a relação entre medicina e literatura. Para Moacyr Scliar – que foi médico, escritor consagrado e membro da Academia Brasileira de Letras –, medicina e literatura compartilham um território comum, embora a abordagem que escritores fazem da enfermidade seja diferente daquela usada habitualmente pelos médicos. A doença e a prática médica são temas frequentes na obra de poetas, romancistas e ensaístas e muitos textos clássicos o exemplificam. A medicina, por sua vez, se vê como ciência e usa a linguagem científica. Assim, as diferenças em termos da forma e do conteúdo dos textos que descrevem a doença enquadram-se no conflito entre duas culturas, a científica e a literária[7].

Há, no entanto, afinidades eletivas entre medicina e literatura, assegura Scliar em *A Paixão Transformada: História da Medicina na Literatura*, citando a psicanálise como um exemplo particularmente ilustrativo: Sigmund Freud procurou uma síntese entre as duas culturas ao usar os textos literários para a investigação do inconsciente, usando a palavra como um instrumento de prospecção e de terapia. Na palavra, psicanálise e literatura encontram uma interface com pontos em comuns e semelhanças, entre os quais o uso dos mitos e da linguagem metafórica[8]. E foram Homero e os trágicos gregos que propiciaram a Freud um vocabulário útil para o que ele chamou de "símbolos" e lhe deram palavras-chave para os conceitos abstratos com que lidava em suas investigações psicanalíticas[9].

Homero ocupa, de fato e de direito, um espaço primordial na relação entre literatura e medicina. Já no prefácio de seu livro que tem o sugestivo título de *As Flechas de Apolo: Aspectos Culturais da Medicina Ocidental desde a Guerra de Troia até a Primeira Conflagração Mundial*, Deolindo Couto Jr., membro da Academia Nacional de Medicina, aponta a epidemia de peste relatada no Canto I da *Ilíada* como início histórico da documentação médica no Ocidente[10].

A partir desse início muito remoto, Couto Jr. perpassa os séculos da história da medicina, apresentando tanto médicos famosos que escreveram obras técnicas com admirável qualidade literária, como numerosos autores leigos que fizeram descrições primorosas da atividade médica e de muitas condições mórbidas. Finaliza comentando *Em Busca do Tempo Perdido*, a grande obra de Marcel Proust (1871–1922), doente crônico, filho e irmão de médicos famosos[11]. São muitos fortes, portanto, os liames entre medicina, literatura e doença.

Como Scliar define, a história da medicina é uma história de vozes. São as vozes misteriosas do corpo (o sopro, o sibilo, o borborigmo, a crepitação, o estridor); as vozes inarticuladas (o gemido, o grito, o estertor) e articuladas (a queixa, o relato da doença, as perguntas inquietas) do paciente; a voz articulada do médico (a anamnese, o diagnóstico, o prognóstico). São vozes calmas, curiosas, sábias, resignadas ou revoltadas. "São vozes que se querem perpetuar: palavras escritas em argila, em pergaminho, em papel; no prontuário, na revista, no livro, na tela do computador. Vozerio, corrente ininterrupta de vozes que flui desde os tempos imemoriais, e que continuará fluindo. É da palavra escrita que se trata aqui", resume Scliar[12].

Se a palavra escrita é a que se perpetua na relação entre medicina e literatura, cabe lembrar que as fronteiras entre a forma oral e a forma escrita dos poemas homéricos são muito imprecisas. Homero era um *aedo*, palavra que significa *cantor*; e os poemas homéricos eram inicialmente compostos e cantados por aedos que se acompanhavam por um pequeno instrumento de cordas, a *phórminx*[13]. A poesia homérica, portanto, resulta de uma tradição de poesia oral desenvolvida dentro de uma cultura ágrafa e a *Ilíada* e a *Odisseia* atestam a importância que a voz tinha nessa cultura como supremo meio de comunicação e informação, esclarece André Malta, professor de Língua e Literatura Grega da Universidade de São Paulo[14].

Para os ouvidos modernos, no entanto, as vozes da *Ilíada* e da *Odisseia* soam estranhamente repetitivas: Aquiles é sempre "de pés velozes", apesar de ele, na maior parte da *Ilíada*, se recusar a mover-se. A Aurora é invariavelmente de "dedos róseos" e o mar, "cor de vinho": não há variações de tons ou atmosfera. Às vezes, versos inteiros e até grupo de versos são repetidos. O esclarecimento a respeito da função das fórmulas homéricas, como são chamadas essas frases, se deve a Milman Parry (1902–1935). Entre 1933 e 1935, esse jovem professor da Universidade de Harvard fez duas visitas à então Iugoslávia a fim de pesquisar os épicos locais, passando muitos dias e noites em cafés ouvindo seus cantores[15].

Os bardos sérvios recitavam versos aos milhares e conheciam de cor gigantescas epopeias que punham em cena os combates entre sérvios e otomanos. Esses poetas eram analfabetos e um deles era até cego; além disso, quando aprendiam a ler, perdiam suas faculdades poéticas[16]. Parry demonstrou que esses cantores usavam um sistema complexo de fórmulas que os ajudava a descrever personagens, lugares e ações com um ritmo específico – e essas mesmas técnicas teriam sido usadas na épica homérica.

Os epítetos e as fórmulas tinham uma função semelhante no hexâmetro, a configuração métrica grega tradicional: quando os cantores épicos precisavam descrever episódios de luta, festa, navegação ou de qualquer outra coisa, seguiam padrões pré-estabelecidos que podiam encurtar, expandir e adaptar, dependendo das necessidades imediatas da história que estavam contando e da plateia que precisavam agradar. Esses sistemas foram aperfeiçoados ao longo de gerações e forneceram um meio rápido e seguro de compor épica ao vivo e diante das plateias[15].

O estudo teve um caráter documental inédito: com um gravador de voz (bastante rudimentar para os padrões de hoje) Parry registrou as longas apresentações em seus ambientes originais. Na segunda viagem contou com a ajuda de seu assistente Albert Lord (1912 – 1991) e de um cantor local chamado Nikola Vujnovic, responsável pelas transcrições das gravações.

Segundo as palavras do próprio Parry, ao ouvir esses cantores a sensação era *"de estar ouvindo, de certa maneira, Homero"*[17]. A morte prematura de Parry aos 33 anos interrompeu esse trabalho comparativo, que ficou a cargo de Lord. Este, por sua vez, demostrou que os cantores também faziam uso de passagens inteiras já ouvidas antes, as quais ele denominou de "temas", mais tarde chamadas de "cenas típicas" conforme sugerido em 1933 pelo estudioso alemão Walter Arend[18].

Mas como bem observa Malta, "apesar dessa oralidade dominante e do peso da tradição, nós *lemos* Homero; para nós, não se trata, toda vez que entramos em contato com ele, de um texto puramente oral, mas sim de um texto oral *lido*. Além do mais, não se trata *do* texto de Homero, porque a tradição performática produzia textos sucessivos" (grifos do autor)[19]. Ele também admite que "quanto à espinhosa questão da fixação de Homero por escrito, não há outra saída senão aceitar nosso total desconhecimento, hoje, sobre como e quando isso se deu"[20]. De fato, uma das maiores controvérsias nos estudos homéricos diz respeito à maneira como, exatamente, os textos escritos emergiram.

É até fácil imaginar os aedos vagando pelas cidades da Grécia Arcaica, cantando e recantando a história dos heróis de Troia, mas como poderia poemas tão longos como a *Ilíada* e a *Odisseia* – cada um dos quais levaria pelo menos três dias (ou noites) para ser cantado[21] – ter sido postos por escrito? Para Andrew Dalby, linguista e historiador inglês, essa tarefa foi desempenhada por uma mulher. Esta hipótese encontra-se formulada já no prefácio de seu livro a respeito das origens dos épicos homéricos: "a

Ilíada e a *Odisseia* foram compostas por um dos maiores representantes da tradição oral épica da Grécia Antiga e é provável, muito provável, que esse poeta fosse uma mulher"[22].

Dalby destaca o papel desempenhado pelas mulheres nas tradições líricas e épicas de diferentes culturas e épocas. As mulheres criam e preservam canções, histórias e contos populares e são capazes de manter as tradições linguísticas e literárias por mais tempo. Na Grécia Antiga, elas se apresentavam principalmente no contexto doméstico para amigos e familiares, enquanto os poetas do sexo masculino eram "profissionais" que participavam de espetáculos para multidões. Assim, uma mulher teria tempo para escrever com nuances e detalhes os longos poemas atribuídos a Homero. Seria improvável que um poeta homem trocasse o aplauso das multidões pela tarefa ingrata de escrever os poemas[23].

Alega que a *Odisseia* se passa em um mundo não militar e mostra profunda simpatia por personagens femininas, mas admite não ter provas convincentes para sua hipótese, concluindo que "basta-nos ter demonstrado que não há nenhuma comprovação direta da identidade do poeta e, portanto, nada que justifique a suposição tradicional de que os dois poemas foram compostos por um homem"[24]. Não há, porém, qualquer evidência de poetisas épicas na Grécia Antiga e até os poetas mencionados nos poemas homéricos são homens. Aliás, essa hipótese nem seria original: no século XIX, Samuel Butler entendia que a *Odisseia* tinha sido escrita por uma mulher[25]. É mencionada aqui porque, como ainda se verá, estaria alinhada a uma visão feminista das obras homéricas.

A fixação textual das obras homéricas ocorreu, segundo Nagy, ao longo de um arco de tempo muito longo que se desdobra em cinco períodos distintos e consecutivos aos quais chama de "as cinco eras de Homero". Essas consistiriam em um período mais fluido e sem textos escritos que se estende do início do segundo milênio a.C. até o século VIII a.C.; um período formativo ou pan-helênico, ainda sem textos escritos, de meados do século VIII a.C. ao meio do século VI a.C.; um período definitivo centralizado em Atenas e com a possibilidade da existência de textos escritos, no sentido de serem transcritos, de meados do século VI a.C. à segunda metade do século IV a.C.; um período padronizador, da segunda metade do século IV a.C. à metade do século II a.C.; e finalmente, um período mais rígido, com início no século II a.C., no qual o trabalho editorial dos textos homéricos é finalizado por Aristarco, não muito após de cerca de 150 a.C.[26].

Ao longo dessas eras e mesmo muito após, cantadas ou escritas, as palavras de Homero exerceram uma influência fundamental na Grécia Antiga. Para o filósofo e classicista alemão Werner Jaeger, "o testemunho mais remoto da antiga cultura aristocrática helênica é Homero, se com este nome designamos as duas epopeias: a *Ilíada* e a *Odisseia*. Para nós, ele é ao mesmo tempo a fonte histórica da vida daqueles dias e a expressão poética imutável dos seus ideais"[27].

Otto Maria Carpeaux foi outro que ressaltou o papel central que as obras Homero desempenharam na vida da Grécia Antiga, especialmente na educação:

> A *Ilíada* e a *Odisseia* eram usadas, nas escolas gregas, como livros didáticos; não da maneira como nós outros fazemos ler aos meninos algumas grandes obras de poesia para educar-lhes o gosto literário; mas sim da maneira como se aprende de cor um catecismo. Para os antigos, Homero não era uma obra literária, leitura obrigatória dos estudantes e objeto de discussão crítica entre os homens de letras. Na Antiguidade também, assim como nos tempos modernos, Homero era indiscutido: mas não como epopeia, e sim como Bíblia. Era um Código. Versos de Homero serviam para apoiar opiniões literárias, teses filosóficas, sentimentos religiosos, sentenças dos tribunais, moções políticas. Versos de Homero citaram-se nos discursos dos advogados e estadistas, como argumentos irrefutáveis[28].

É, portanto, inteiramente admissível que, além dos advogados e estadistas, também os médicos conhecessem a *Ilíada* e a *Odisseia* e as citassem em seus tratados. Mas, como lamenta Charles Victor Daremberg (1817–1872), médico, historiador e filólogo francês, não é fácil reconectar o fio da tradição entre Homero e Hipócrates. Todas as obras dos médicos pereceram, mal restando alguns nomes e alguns fragmentos.

Assim, "é necessário recorrer a poetas, filósofos e historiadores para ter uma ideia do estado da medicina entre as suas origens brilhantes em Homero e o momento do seu esplendor mais vívido em Cós e Cnido", escreve Daremberg. Os poetas e os historiadores fornecem detalhes sobre a moral e os fatos da história; os filósofos apresentam ideias especulativas que constituem a mais antiga fisiologia e a mais antiga patologia geral. Mas, também essas obras foram elas próprias mutiladas pelo tempo e de muitas delas subsistem apenas fragmentos, alguns dos quais bastante obscuros, razão pela qual devem ser interpretadas com cautela[29].

Essa multiplicidade de fontes estaria em consonância com uma característica da medicina grega que a diferenciou da medicina de outras culturas: sua abertura. Segundo Vivian Nutton, professor emérito do Centro de História da Medicina da University College de Londres, embora houvesse médicos e tentativas constantes de definir os fundamentos da verdadeira arte médica – e, assim, excluir crenças e práticas que não se ajustavam a essa definição –, o limite entre a medicina e outras áreas do conhecimento era, e continuou a ser, extremamente fluido.

As contribuições importantes para as teorias e métodos que, então, definiam a prática médica não se restringiam aos que tinham o título de *iatros*, o médico profissional. Qualquer pessoa podia participar dos debates e a troca de ideias era diversificada e sem sectarismos. Os participantes desses debates foram chamados de filósofos pré-socráticos, uma denominação de certa forma incorreta, visto que havia vários contemporâneos de Sócrates (469 – 399 a.C.) e poucos eram filósofos no sentido atual do termo[30].

Foi nesse período histórico que a medicina sofreu grande influência da filosofia da natureza a partir do conceito de *physis* desenvolvido e forjado pelos filósofos jônios[31]. Como Jaeger argumenta, ainda que nada tenha restado da antiga literatura médica, seriam suficientes os juízos laudatórios de Platão sobre os médicos e sua arte para concluirmos que o final do século V e o século IV a.C. constituíram um momento culminante na história da medicina. "De todas as ciências humanas então conhecidas, incluindo a Matemática e a Física, é a Medicina a mais afim da ciência ética de Sócrates"[32].

A medicina tornou-se cada vez mais parte integrante da cultura geral do povo grego, da παιδεία (*paideia*) – uma posição que não chegará a reconquistar em tempos modernos. Apesar de tão evoluída, a medicina atual é, por sua especialização rigorosamente profissional, algo totalmente distinto da ciência médica grega antiga. E a incorporação dessa ciência ao sistema cultural da Antiguidade já avançada – como se verá em Galeno, em se tratando dos gregos e, quanto aos romanos, nas obras "enciclopédicas" de Catão, Varrão e Celso, nenhum dos quais era médico – representa o reconhecimento *a posteriori* da elevada posição que a medicina alcançou a partir da segunda metade do século V a. C.

Tal posição se deveu, em primeiro lugar, à feliz circunstância de a medicina ter, pela primeira vez, representantes com um horizonte espiritual universal; em segundo lugar, ao choque fecundo com a filosofia e, por fim e em grau considerável, ao fato de a cultura grega estar orientada tanto para a formação do corpo como a do espírito. Essa concepção surgiu simbolizada na finalidade da ginástica e da música, temas da mais antiga cultura grega e caros a Homero[33].

Entre os comentadores antigos das obras de Homero encontra-se Aulo Cornélio Celso (52 a.C. – 7 d.C.), enciclopedista romano com conhecimentos médicos e cirúrgicos notáveis; foi ele quem definiu os sinais cardinais da inflamação: rubor, tumor, calor e dor (ou, como escreveu: *rubor et tumor cum calore et dolore*). De suas obras, apenas *De Medicina* (*Sobre a Medicina*) e uns poucos fragmentos sobre outras matérias chegaram até os nossos dias. Suas qualidades como historiador da medicina também têm sido muito valorizadas, uma vez que a mais antiga tentativa de uma história médica abrangente é o proêmio aos oito livros de seu *De Medicina*[34].

Celso tinha uma concepção um tanto ambígua sobre a atuação de Macáon e Podalírio, os filhos médicos de Asclépio que participaram da Guerra de Troia: por um lado, eles prestaram aos seus camaradas de armas uma ajuda significativa; por outro, a ação desses heróis-médicos tem um lado negativo, pois Homero os representou apenas tratando feridas "*com faca e com drogas*", sem mencionar qualquer auxílio durante a peste que acometeu os aqueus. Essas características reforçaram a opinião que Celso tinha a respeito da História da Medicina, a de que ela é feita de avanços e de retrocessos.

O avanço feito por esses médicos-guerreiros foi o tratamento de feridas por meio da cirurgia e da farmacologia – dois ramos médicos então registrados pela primeira vez na história da medicina. O retrocesso consistiu em uma especialização tão restritiva que excluiu o tratamento de todas as demais doenças[34]. A superespecialização na medicina tem raízes muito antigas e, tal como hoje é praticada, certamente chocaria o enciclopedista romano.

O grande comentador médico de Homero, no entanto, logo surgiria: ninguém menos que Cláudio Galeno (c. 129 – c. 217). É o que afirma Jacques Jouanna, do Institut de France e professor emérito de grego na Universidade de Paris-Sorbonne. Em um tratado intitulado *Trasíbulo ou se a saúde faz parte da medicina ou da ginástica* (*Thrasybulus sive utrum medicinae sit an gymnasticae hygieine*), Galeno discorre a respeito dos três ramos da medicina de seu tempo – cirurgia, farmacologia e dietética –, concluindo, como Platão já o fizera, que os dois primeiros eram conhecidos desde a era mais distante que ele conseguiu alcançar. A dietética, porém, mais recente, era desconhecida de Homero.

Para demonstrar sua tese, Galeno teve o cuidado de variar suas citações em comparação com as de Platão. Ele recolhe da *Ilíada* a citação fundamental: *"pois é sabido que um médico vale por muitos guerreiros, que sabe dardos extrair e calmantes deitar nas feridas"* (HOMERO, *Ilíada*, XI, 514-515). No entanto, a essa citação da *Ilíada* ele vincula dois versos da *Odisseia* com a famosa opinião de Homero sobre a medicina egípcia: *"todos os homens são médicos lá, distinguindo-se muito, pelo saber, dos demais, pois descendem da raça de Péone"* (HOMERO, *Odisseia*, IV: 231-232), criando uma montagem tão hábil que os quatro versos parecem estar relacionados à medicina como um todo. Tudo o que emerge desses quatro versos é a excelência do médico e, sobretudo, a ideia, essencial aos olhos de Galeno, de que a medicina na era de Homero tratava o corpo com métodos farmacológicos e cirúrgicos[35].

Esses não seriam seus únicos comentários a respeito das obras homéricas: segundo um escólio feito a um dos livros de Oribásio (325 – 403)[36], Galeno teria feito muito mais; na verdade teria escrito todo um livro: *Sobre a Medicina em Homero*[37] – fato que, aliás, não seria de surpreender.

Galeno nasceu em Pérgamo, atualmente a cidade turca de Bergama, situada no extremo noroeste da Ásia Menor, mais especificamente na Mísia. Em 129 d.C., o provável ano de seu nascimento, a cidade, embora já anexada ao Império Romano, era um grande centro de cultura grega. Assim, além de seus estudos médicos, a educação de Galeno foi baseada em Homero e Hesíodo, nos poetas líricos e nos grandes trágicos atenienses. Mais tarde, seus livros estariam permeados de alusões a Platão, Aristóteles e Tucídides. E Pérgamo era famosa por seu santuário dedicado ao culto de Asclépio, o *asklepieion*, reconstruído e ampliado durante a vida de Galeno – e que atraia multidões de peregrinos, e por sua biblioteca de 200 mil volumes – que perdia apenas para a de Alexandria[38].

Foi por influência dessa biblioteca que o pergaminho (*charta pergamena*) foi desenvolvido. Plínio, o Velho (23 – 79 d.C.), em sua *História Natural* explica como isso aconteceu:

> Quando, devido à rivalidade entre o rei Ptolomeu e o rei Eumene [de Pérgamo] sobre suas bibliotecas, Ptolomeu suprimiu a exportação de papiro, o pergaminho foi inventado em Pérgamo; depois, o emprego desse material, do qual depende a imortalidade dos seres humanos, se espalhou de forma descontrolada[39].

Embora menos adequado do que o papiro para uso em rolos, o pergaminho adaptava-se melhor à estrutura do códice, um livro em forma de brochura, tal como se conhece hoje. Foi a invenção do códice que permitiu salvar uma parte da literatura grega, incluindo os escritos de Homero. A partir do século III d.C., os códices se difundiram pela bacia do Mediterrâneo, àquela altura já unificada pelo Império Romano[40].

Há, portanto, um fio de meada ligando Galeno e ao antepassado do livro: ambos nasceram na mesma cidade[41]. E se há algo que não se pode negar a Galeno é seu amor aos livros e sua prodigiosa capacidade de escrever.

Ainda que seus livros sejam comumente editados em versões latinas, Galeno escreveu em grego, seu idioma materno e a linguagem científica de seu tempo. Acredita-se que tenha sido autor de quinhentos ou seiscentos livros, a maioria dos quais se perdeu. Produziu textos sobre filosofia, gramática e literatura. Em sua velhice, como já circulavam diversas obras como sendo suas, decidiu escrever mais dois volumes sobre suas próprias obras. Tratou dos mais variados temas médicos em voga na época, mas seu principal interesse foi a clínica e não a cirurgia; assim, apesar de sua experiência como médico de gladiadores em Pérgamo, quase não atuou como cirurgião em Roma, onde viveu por vinte e quatro anos, informa Guido Majno, um dos maiores estudiosos do tratamento das feridas na Antiguidade[42].

Sua doutrina médica era essencialmente hipocrática, mas Galeno também estudou na Escola de Alexandria e, ao praticar dissecação em várias espécies de animais, ampliou seu horizonte científico além do de Hipócrates. Sua sede de entender a *Utilidade das Partes do Corpo Humano* (*De Usu Partium Corporis Humani*, título de um de seus livros mais importantes) o levou a realizar experimentos em uma escala totalmente inédita: abriu artérias e demonstrou que continham sangue e não *pneuma*, como todos defendiam; ligou os ureteres de animais vivos – cruel, mas tecnicamente uma façanha – para mostrar que a urina vem dos rins; e seccionou a medula espinhal em diferentes níveis, descrevendo os tipos de paralisia que se seguiram. Assim, enquanto Hipócrates estudou a doença essencialmente como naturalista, Galeno ousou estudá-la como cientista[42].

Galeno, paradoxalmente, tem sido acusado de atrasar, quase sozinho, o desenvolvimento da medicina durante séculos. No entanto, apesar de seus equívocos, ele é um personagem fascinante tanto por sua vida extraordinária – poucos se tornaram médicos dos imperadores romanos ou permaneceram nessa posição por tanto tempo –, como por seu olhar clínico aguçado. Foi, antes de tudo, um médico que buscou entender como a mente e o corpo funcionam. Seus conceitos podem estar ultrapassados – algo que se aplica igualmente a muitos de seus críticos posteriores –, mas raramente são incoerentes, escreve Nutton em uma alentada biografia do médico de Pérgamo[43].

Não restam dúvidas de que Galeno conhecia e admirava as obras de Homero, tanto que as citou em alguns de seus tratados. E seria realmente interessante conhecer o que ele teria escrito *Sobre a Medicina em Homero*. Infelizmente, além de estar entre muitas que se perderam, essa obra também seria pseudepigráfica. Galeno, um fervoroso adepto de Hipócrates e de Aristóteles, dificilmente se tornaria um defensor de alguns ritos mágicos e encantamentos encontrados na *Ilíada* e na *Odisseia*[44].

Afinal, em que consistiria a medicina que nas palavras de Daremberg, teve suas origens brilhantes em Homero? Haveria, de fato, uma medicina homérica? Em resposta a estas questões, Albert Lyons, professor de cirurgia da Faculdade de Medicina de Mount Sinai, Nova York e coautor de uma conhecida *História da Medicina*, lembra que as cidadelas micênicas fortificadas que existiram por volta do século XII a.C. foram o cenário para os eventos narrados na *Ilíada* e na *Odisseia*. As narrativas, apesar da eventual falta de precisão, são tão numerosas que permitem a reconstrução de um quadro bastante minucioso sobre a vida cotidiana desses antigos gregos. Além disso, existem dados arqueológicos e de outras fontes suficientes para afirmar que a visão da medicina egeia apresentada nesses poemas é razoavelmente fiel à realidade. Por estes motivos, ela é denominada medicina homérica[45].

Antigo e remontando de forma especial a Celso e Galeno, o interesse dos médicos e historiadores pela medicina da *Ilíada* e da *Odisseia* se intensificou muito a partir da segunda metade do século XIX: em capítulo dedicado a este tema, Henry E. Sigerist, professor de História da Medicina em Zurique, Leipzig e na Universidade Johns Hopkins, traz um levantamento de vinte e três importantes artigos, monografias e livros – dezoito dos quais de autores alemães – publicados entre 1842 e 1932[46]. Esse predomínio germânico tem uma possível explicação.

De acordo com Manguel, a partir do século XVII Homero foi estudado com rigor nas universidades alemãs, inglesas e escandinavas, enquanto na Itália, Espanha, França e em Portugal ele era preterido em benefício de Virgílio e Dante. Essas preferências tiveram consequências de longo alcance que se refletiram não apenas nas bibliotecas, mas também no estilo de vida das colônias: nos Estados Unidos, a elite escolheu modelar sua arquitetura conforme os princípios gregos clássicos, ao passo que na América Latina a burguesia preferiu construir suas casas tendo como modelo o barroco francês e o italiano. "No norte, Emerson, Whitman e Thoreau leram Homero; ao sul, José Marti, Rubén Dario e Machado de Assis leram Virgílio"[47].

Essa opinião, no entanto, não é compartilhada por Christian Werner, professor de Língua e Literatura Grega na Universidade de São Paulo, estudioso e tradutor de Homero. Para ele, embora nada parecido com a recepção de Homero entre britânicos e alemães no século XVIII tenha ocorrido em algum período da literatura brasileira, a presença direta ou indireta do poeta épico, ou melhor, de sua representação multifacetada da Guerra de Troia – em síntese, de sua relação com a *Ilíada* – não foi marginal em três dos maiores prosadores brasileiros: Machado de Assis, Euclides da Cunha e Guimarães Rosa[48].

Uma das exceções à preponderância de estudiosos alemães foi o já supracitado Charles Daremberg que, em 1865, publica *La Medecine dans Homère Ou Études D'Archéologie Sur les Medecins, L'Anatomie, La Physiologie, La Chirurgie Et La Médecine Dans Les Poèmes Homériques* (A Medicina em Homero ou Estudos Arqueológicos sobre os Médicos, a Anatomia, a Fisiologia, a Cirurgia e a Clínica Médica nos Poemas Homéricos, em tradução livre), um clássico sobre a medicina homérica e uma de suas principais fontes.

Como está explícito no longo subtítulo, o autor se dedica ao que ele denomina de arqueologia médica, uma análise de toda e qualquer palavra ou expressão nas obras de Homero que tenha um significado médico. Eis como ele se expressa na introdução ao seu livro:

> Tudo na medicina ocidental, ou seja, na nossa medicina, procede da Grécia como de uma fonte inesgotável. (...) Quando nossos anais se abrem, isto é, quando o velho Homero canta as lutas heroicas do Ocidente contra o Oriente, e quando as duas guerras de Tebas e a expedição dos Argonautas já tinham ocorrido, vemos a arte médica em mãos experientes, não nas mãos dos deuses, mas nas dos homens. No cerco de Ílion, os gregos e os troianos têm seus médicos, que não estão revestidos de nenhum caráter sacerdotal (...). Há também feiticeiros na *Odisseia*, mas não vemos os templos abertos para os doentes e a adoração dos deuses-médicos que se estabeleceram apenas em tempos relativamente recentes, quando os sacerdotes conseguiram aprender com os verdadeiros médicos alguns meios de tratamento que eles eventualmente mesclam a suas práticas supersticiosas[49].

Daremberg deplora que os autores que o antecederam tenham concedido a Homero apenas algumas linhas, enquanto doutrinavam seus crédulos leitores sobre a ciência médica de Prometeu, Hércules e de outras personagens menos famosas, ou sobre o vasto conhecimento botânico de Medeia, Hécate e Circe: "deixemos de lado esta mitologia, onde a crítica é completamente ausente; a história da medicina não tem nada a ver com isso"[50]. Essa avaliação tão pouco abonadora sobre a mitologia talvez seja reflexo de uma época em que os mitos eram considerados simples criações imaginárias opostas ao plano racional.

Ainda persiste o debate se os mitos mencionados na *Ilíada* e na *Odisseia* constituem invenções geniais feitas *ad hoc* pelo poeta, apenas citações de mitos que já existiam ou novas versões desses mitos antigos, mas é indiscutível sua importância como paradigmas ou exemplos nas obras homéricas[51]. Para Jaeger, Homero usa o mito sempre como instância normativa para todas as situações imagináveis da vida; o mito não tem caráter meramente fictício, havendo no seu âmago algo que tem validade universal. "Nem de outro modo se deve interpretar a união da poesia como o mito, a qual foi para os gregos uma lei invariável. Está intimamente ligada à origem da poesia nos cantos heroicos, a ideia da glória, do louvor e da imitação dos heróis"[52].

Na verdade, a *Ilíada* e a *Odisseia* já são mitos no sentido amplo, pois se caracterizam pela mistura constante do humano e do super-humano, avalia Pierre Grimal. Os heróis homéricos têm como pais ou ancestrais uma ou várias divindades e, ao mesmo tempo, são considerados ancestrais de famílias nobres históricas. O mito, assim, colore-se de história e serve de título de nobreza para as cidades ou para as famílias. Essa generalização do mito foi um dos aportes fundamentais, talvez o aporte mais essencial do Helenismo ao pensamento humano. "Graças a ele, o *sagrado* perdeu seus terrores e uma região inteira da alma se abriu à reflexão. Graças a ele, a poesia pôde fazer-se sabedoria" [grifo do autor][53].

Entre os autores alemães destaca-se o médico, militar e historiador Hermann Frölich (1839 – 1900), autor de *Die Militärmedizin Homer's* (A Medicina Militar de Homero, em tradução livre). Publicada em 1879, é uma monografia relativamente pequena (65 páginas, apenas), mas que teve uma enorme repercussão. O mundo erudito tomou, então, conhecimento de que Homero havia escrito a *Ilíada* enquanto desempenhava a função de vice-chefe da equipe médica do exército de Agamêmnon na guerra de Troia, um cargo que lhe daria acesso a informações detalhadas das atividades nas duas linhas de frente.

Homero não teria participado diretamente dos combates, mas teria testemunhado a morte de muitos combatentes. Seu posto de oficial menos graduado lhe possibilitava tempo para escrever. Tudo isso ficou patente

> [...] pelo respeito quase lisonjeiro que Homero demonstra aos homens que curam, assim como pelo relato quase irritante acerca das consequências físicas de nada menos que 147 feridas; pelas observações cirúrgicas e anatômicas intercaladas; pela relação estreita entre o tipo de arma utilizada e a possibilidade de sucesso; pela localização e a letalidade dos ferimentos e, finalmente, pelo conhecimento dos métodos de tratamento – que, na época certamente eram usados por poucos iniciados. Essas são conquistas de um campo de conhecimento que o horizonte do entendimento leigo comum não alcançava. (...). E deste modo se justifica a suposição de que o autor da *Ilíada*, na qual conhecimentos militares e médicos parecem ter sido harmonizados de maneira especial, foi um médico militar na acepção de sua época![54]

Frölich finaliza sua monografia com um ponto de exclamação, talvez para ressaltar a originalidade de suas opiniões! Embora essa concepção espelhe menos Homero e mais a organização e os preconceitos do exército da Saxônia ao qual o *Oberstabsarzt* Frölich serviu, ela assinala um fato inegável: o poeta incluiu muitos detalhes médicos com uma abordagem sofisticada e uma terminologia complexa para descrever os tipos de ferimentos que, presumivelmente, seus ouvintes conheciam. Frölich, no entanto, subestimou a relação entre o poeta e seu público por desconhecer, em 1879, os métodos da composição oral da *Ilíada* e da *Odisseia* tal como são considerados sob a perspectiva atual[55].

Na verdade, a *Ilíada* e a *Odisseia* eram inicialmente recitadas para um auditório de homens ricos e poderosos, capazes de ir à guerra armados da cabeça aos pés[56]. Homens que sabiam muito bem o que um ferimento em combate corpo-a-corpo poderia provocar, escreve Robin Lane Fox, professor de História Antiga na Universidade de Oxford. Desapaixonados e precisos, os detalhes não foram apresentados para diversão e a ênfase tende a recair menos sobre o sofrimento pungente da vítima e mais sobre o poder do atacante. No entanto e a despeito de ter sido criticada por suas falhas metodológicas, a monografia de Frölich ainda é frequentemente citada e o "doutor Homero" continua a ser valorizado por cirurgiões e patologistas. Eles contam e tabulam os ferimentos iliádicos como dados e continuam a afirmar que Homero é um médico como eles[57].

Daremberg e Frölich alinham-se entre os mais ardorosos defensores da medicina homérica. Alguns historiadores, porém, demonstram uma acolhida menos calorosa, entre eles Sigerist, que considera muito escassas as informações sobre as doenças e os métodos de tratamento dos gregos da era cretense-micênica. Não há documentos escritos desse período e a arqueologia revela apenas que os palácios de Micenas e de Cnossos tinham banheiros, vasos sanitários e sistema de drenagem. A *Ilíada* e a *Odisseia* não são livros médicos, mas poemas épicos sobre a ira de Aquiles, a Guerra de Tróia e as aventuras de Ulisses.

Os temas médicos são mencionados apenas incidentalmente, sendo impossível dizer a que século uma passagem se refere, se ela reflete uma observação muito antiga ou uma visão corrente no século IX a.C. "E, no entanto, cada referência médica é importante para nós porque os épicos homéricos são a literatura grega mais antiga preservada. Ao interpretar passagens médicas, contudo, devemos ter em mente que elas expressam a visão de um poeta, de um leigo", escreve Sigerist[58].

Para Mirko Dražen Grmek, médico franco-croata, professor e autor de um famoso tratado sobre as doenças da Grécia Antiga, as narrativas homéricas são deliberadamente arcaizantes. O poeta desejava transmitir aos seus ouvintes a visão de uma era heroica perdida. No entanto, depois de quatro séculos sombrios em que até a memória da escrita micênica se perdeu, o que ainda se sabia sobre o modo de vida real dessa sociedade? O poeta que evocava esse passado glorioso era livre para inventar o que quisesse – com exceção de alguns traços históricos gerais. E não poderia ser de outra forma, pois seu objetivo era essencialmente estético e pedagógico.

Homero dependia do estado de conhecimento do seu tempo no que diz respeito aos detalhes materiais da vida quotidiana e a credibilidade de suas narrativas baseava-se em seu realismo. Ele poderia até descrever o extraordinário e deleitar-se com acontecimentos fantásticos, mas somente se respeitasse cuidadosamente parte da experiência diária de seu público. Essa credibilidade torna-se sobremodo importante no que se refere às doenças e à prática médica. Ao abordar esses tópicos, que são francamente secundários no âmbito épico, o poeta não poderia desviar-se muito de seu próprio meio histórico e geográfico[59].

Além do mais, o fato de Homero ter desejado evocar a Grécia micênica não significa que ele a tenha, efetivamente, descrito. Há um exército em campanha, do qual as mulheres e as crianças estão ausentes, um exército coberto de bronze – o que, na época de Homero, homem da Idade do Ferro, tinha um sabor exótico –, um exército completamente imaginário, assim como o muro construído pelos aqueus para proteger os seus barcos (que Homero tem o cuidado de informar que veio a desaparecer inteiramente). Também alguns objetos descritos por Homero já haviam desaparecido completamente na época em que ele compôs seus poemas. Um dos exemplos mais notáveis é o escudo que Hefesto fabricou para Aquiles, descrito longamente canto XVIII da *Ilíada*. Nenhum objeto desse gênero jamais existiu e seria vão imaginar que Homero tenha se inspirado num modelo[60].

Seria também vão considerar Homero autor de compêndios médicos, tal como atualmente são entendidos. De todo modo e independentemente de serem obras de um poeta leigo e anacrônico, segue em pleno curso a exegese médica dos poemas homéricos, como o provam numerosos artigos, capítulos e livros publicados recentemente. Mas, não são apenas os aspectos puramente técnicos que importam na medicina homérica e quando observados sob outra perspectiva os anacronismos talvez não sejam tão relevantes.

Como Malta defende, em Homero há, de um lado, um amálgama linguístico e sociocultural, uma longa história de formação e de variação dos poemas; de outro, ao contrário, há uma impressionante coesão estilística e moral, significativa para os gregos de várias épocas, além de uma igualmente notável conservação das narrativas até mesmo em seus detalhes.

Isso faz com que Homero admita leituras múltiplas e dispares, como no caso daquelas que postulam que ora retrata a sociedade micênica do final do segundo milênio a.C., ora a sociedade dos séculos X e IX a.C., ora a sociedade do século VIII a. C., ora todas elas, indistintamente – sem que nenhuma delas seja necessariamente errônea, porque Homero é todas essas sociedades e uma sociedade só. Ao representar todas elas, ele não está representando nenhuma, mas uma forma que é coerente e eloquente para os ouvintes de sucessivas gerações"[61].

Abre-se, aqui, um cenário no qual se torna muito evidente o fascínio que obras homéricas exercem sobre os médicos. Jaeger já havia assinalado que Homero teria sido o educador de toda a Grécia e "nem a apaixonada crítica de Platão conseguiu abalar o seu domínio, quando buscou limitar o influxo pedagógico de toda a poesia. A concepção do poeta como educador do seu povo – no sentido mais amplo e profundo da palavra – foi familiar aos Gregos desde a sua origem e manteve sempre sua importância"[62].

Não havia uma educação formal sem as obras de Homero. "Uma escola sem Homero não era uma escola: pior, era um lugar de ensino sem os meios da excelência do ensino", resume Manguel[63]. Não constitui nenhuma surpresa, portanto, que Homero tenha voltado às salas de aula dos cursos médicos e aos hospitais de nosso tempo, não mais como cirurgião ou clínico, mas como um educador "num sentido mais amplo e profundo da palavra".

Robert Marshall, patologista e conferencista sênior da Faculdade de Medicina da Universidade de Exeter, e Alan Bleakley, professor emérito de Humanidades Médicas da Faculdade de Medicina da Universidade de Plymouth, deixam claro que de nenhuma forma lhes interessam as representações, na *Ilíada*, dos corpos dilacerados, das pequenas lições anatômicas, da distinção entre feridas fatais e não fatais, dos curativos e dos tratamentos com ervas. "Essas preocupações anatômicas e fisiológicas não são o que buscamos. Nosso foco está em outro lugar e não temos nada a acrescentar ao que já foi exaustivamente pesquisado sobre Homero, as feridas de guerra e as condições médicas no campo de batalha"[64].

Em contrapartida, convidam os leitores a pensar de forma diferente sobre a prática e a educação médicas que, segundo eles, podem ser totalmente reformuladas com a leitura da *Ilíada* e da *Odisseia*. Não chegam ao ponto de sugerir que os épicos de Homero trazem soluções para toda e qualquer dificuldade enfrentada por médicos, médicas e estudantes. Até sugerem outras fontes, que vão da Bíblia aos Vedas, de Virgílio a Dante, entre outras obras-primas da literatura universal. E por que, então, Homero? Segundo eles, por duas razões especiais.

Em primeiro lugar, o ponto de vista médico: a metáfora central utilizada nos últimos quinhentos anos para descrever as atividades médicas tem sido a guerra. Por mais que isso estigmatize os pacientes, os médicos continuam a "travar guerra" contra o câncer e a "mobilizar forças" contra exércitos de germes invasores. E a *Ilíada* é o principal texto de guerra do Ocidente. Em segundo lugar, o ponto de vista do paciente: a doença tem sido concebida como "viagem" e errância. Na figura de Ulisses, a *Odisseia* descreve a peregrinação humana, a mente errante, a mentalidade e os valores necessários para lidar com o inesperado. "Qualquer que seja a situação atual dessas duas metáforas – e sua utilidade para a Medicina contemporânea tem sido fortemente questionada – somos obrigados a repensá-las"[65].

Marshall e Bleakley pressupõem que os estudantes já tenham recebido uma educação humanística clássica e conheçam as obras de Homero. Sugerem, entretanto, que a *Ilíada* e a *Odisseia* sejam pensadas de forma diferente da concepção tradicional, paternalista e benevolente segundo a qual os médicos são vistos sempre como heróis, conforme as concepções de honra e glória – a *kleos* da *Ilíada* – ou como homens com forte liderança em capitanear o navio em "regresso a casa" – a *nostos* da *Odisseia*. Essa releitura levaria os estudantes a entender melhor os temas médicos atuais e a lutar contra as injustiças sociais.

"Ao mobilizar Homero, nosso projeto é, então, mais radical do que 'pensar a medicina com Homero' – é, uma vez mais, 'pensar a Medicina *de forma diferente* com Homero' (grifo dos autores). Pensar de forma diferente é pensar com imaginação, radicalidade, estética, ética e com humanidade"[66]. Mas, o que eles realmente fazem é uma defesa apaixonada do estudo das Humanidades nas escolas médicas:

> Nossa esperança é despertar a paixão de revisitar Homero e redescobrir as riquezas da *Ilíada* e da *Odisseia*. Temos certeza de que você concordará conosco que as conexões entre o trabalho de Homero e o trabalho médico estão longe de ser efêmeras. Nosso projeto mais amplo é anunciar o valor

da aplicação da literatura clássica e da filosofia à prática e educação médicas contemporâneas[65].

A obra é dirigida, obviamente, a leitores do Reino Unido que, não por acaso, tem sido apontado como berço e liderança da atual tendência mundial da humanização nos cuidados em saúde, com ampla experiência na inclusão das Humanidades em suas escolas médicas, tanto como instrumento de formação ética quanto como linha de pesquisa sobre seus efeitos no desenvolvimento dos estudantes[66].

Também no Brasil, é justo que se registre, vem ganhando força a introdução das Humanidades nos currículos dos cursos médicos. É cada vez maior a percepção de que uma formação médica com enfoque exclusivo nas disciplinas biológicas é insuficiente para apreender a complexidade e a singularidade do adoecimento humano. As Humanidades Médicas seriam importantes para uma compreensão ampliada do processo saúde-doença e para a organização do cuidado humanizado em saúde[67].

Em nosso país uma das mais antigas iniciativas nesse sentido remonta ao ano de 2001 e se deve a Dante Gallian, professor de História da Medicina no curso médico da Universidade Federal de São Paulo. Foi quando surgiu o embrião do que viria a ser o Laboratório de Leituras, onde são realizadas a leitura e a discussão de obras literárias – sobretudo dos clássicos da Literatura Universal, Homero incluído. Essa dinâmica mostrou-se especialmente propícia ao processo de humanização ao combinar a experiência solitária da leitura com a alteridade dialógica, o encontro com o outro por meio de discussões em grupo e compartilhamento de experiências[68].

Em um mundo dominado pela cultura da imagem e do acesso a conteúdos superficiais e imediatos, uma proposta que exige a experiência da leitura pode parecer no mínimo anacrônica e idealista, admite Gallian[69]. A experiência, contudo, mostrou excelentes resultados e, transpondo os limites do curso médico, vem sendo aplicada a públicos de diferentes faixas etárias e condições socioculturais.

Humanizar uma profissão que é, ou deveria ser, algo profunda e essencialmente próprio do humano, reflete o paradoxo que vem ocorrendo na medicina atual: a espantosa rapidez dos avanços científicos e tecnológicos parece competir, em manifesta desvantagem, com uma desumanização cada vez mais acelerada. Trata-se de um processo complexo, que não é tão recente como se pode imaginar e nem limitado apenas à área médica.

Em face dessa realidade desafiadora, espero que este livro possa de alguma forma contribuir para a formação humanística não apenas dos estudantes da área da saúde, mas de qualquer pessoa interessada em cultura grega. Aliás, nesses tempos de reflexão sobre o papel da democracia, nunca a Grécia Antiga esteve tão em evidência nem despertou tanto interesse no Brasil, sendo matéria de vários livros, *podcasts* e cursos on-line[70]. Nunca foi tão necessário e importante ler – ou reler – Homero.

Além desta introdução à medicina homérica, este livro está composto por oito ensaios de extensão variável que se complementam e estão ligados por referências cruzadas, podendo ser lidos em separado. *Os Filhos de Asclépio Vão à Guerra*, o ensaio que dá nome ao livro, apresenta a saga de Macáon e Podalírio com destaque para seus destinos e significados pós-iliádicos, em geral pouco conhecidos entre nós. *Os Heróis Homéricos e os Médicos do Século XXI* é uma sequência natural e discute o conceito do herói homérico e seus reflexos na medicina atual. Uma análise de algumas feridas relatadas por Homero encontra-se no ensaio *Entre Mortos e Feridos* e seu tratamento está entre *Os Segredos de Quirão*. O quinto ensaio introduz os conceitos homéricos *De Corpo e Alma*.

Em *Deuses em Guerra*, as participações dos deuses na Guerra de Troia são referidas e seus ferimentos são comparados aos dos mortais. O ensaio *Peste em Troia, Tebas e Atenas* abre com a epidemia que afetou as tropas gregas em Troia e, por vinculação, também traz as que se abateram sobre Tebas e Atenas. Como não poderia deixar de ser, algumas analogias com a recente pandemia da Covid-19 são postas em relevo e o papel do médico como herói volta a ser debatido. O ensaio final, *Uma Cena de Batalha*, traz algumas considerações sobre a mais antiga representação artística de uma cena cirúrgica relacionada aos poemas e ciclo homéricos, envolvendo Aquiles e Pátroclo.

Até onde foi possível investigar e salvo engano, não me parece exagerado afirmar que este livro preenche uma lacuna na literatura médica nacional. Não tive a pretensão de esgotar tudo que se conhece sobre a medicina homérica. Este livro, como seu subtítulo deixa claro, é apenas uma introdução e cada ensaio pode ser ainda mais expandido. Diante da grandeza de Homero – ou dos múltiplos Homeros –, é impossível abranger todos seus conceitos, ideias, sensações e imagens, restando-me apenas a experiência de ser um leitor (ou um ouvinte) enlevado. Talvez todos nós sejamos.

OS FILHOS DE ASCLÉPIO VÃO À GUERRA

A partir do século VIII ou VII a.C., os aedos gregos compuseram uma quantidade considerável de épicos, cujo número exato é desconhecido. Juntos, contavam toda a história mítica helênica, desde a origem do mundo até a volta dos combatentes aqueus de Troia, marcando o fim da chamada Idade dos Heróis. Muitos desses épicos desapareceram e apenas os dois poemas homéricos (*Ilíada* e *Odisseia*) e os dois poemas de Hesíodo (*Os Trabalhos e os Dias* e *Teogonia*) foram integralmente conservados[1].

A *Ilíada* limita-se a narrar "a ira de Aquiles", iniciando in *media res* e terminando antes da queda da cidade de Troia, enquanto a *Odisseia* acompanha o retorno ao lar de um único herói, Odisseu (Ulisses). Das demais obras restam somente escassas referências em autores tardios, ocasionais transcrições de um ou mais versos e raros papiros. Na era alexandrina, alguns desses fragmentos foram organizados em dois grandes grupos, o Ciclo Tebano e o Ciclo Troiano. É neste último que se entra o restante do conflito desde suas causas até seu desfecho, informa o tradutor José Leonardo Souza Buzelli[1].

O Ciclo Troiano inclui os poemas: *Cípria* ou *Cantos Cíprios* – relatava as causas remotas do conflito e os primeiros nove anos de guerra: as núpcias de Peleu e Tétis, o julgamento de Páris, o rapto de Helena, a formação do exército grego, a primeira expedição a Troia, o sacrifício de Ifigênia. A *Etiópida* – mesclava elementos da *Ilíada* e da *Odisseia* e incluía, entre outros temas, a amazona Pentesileia, a morte e os funerais de Aquiles. A *Pequena Ilíada* – narrava a disputa pelas armas de Aquiles, o suicídio de Ájax, a volta de Filoctetes e o cavalo de madeira. O *Saque de Ílio* – tem início com os troianos reunidos e tentando decidir o que fazer como do cavalo de madeira e descrevia a destruição de Troia, a recuperação de Helena, o sacrifício de Polixena e a partida dos gregos. *Retornos* – relatavam as aventuras e destinos dos heróis gregos em sua volta para casa. A *Telegonia* – incluía a viagem de Ulisses à Tesprótia e as aventuras de Telégono, o filho de Ulisses e Circe[1].

Nada disso se encontra na *Ilíada*, que se limita nos seus 15. 693 versos a narrar o que ocorreu no curto período de cerca de duas semanas no décimo e último ano do cerco a Troia. Durante todos esses anos, a gigantesca frota de naus vindas de todas as partes do mundo grego ficou aproada nas areias diante da cidade fortificada. Fatigados e ressentidos, os guerreiros estavam ansiosos para retornar a suas pátrias:

> Como se fossem mulheres a quem falta o esposo, ou crianças,
> uns para os outros se queixam, chorando o almejado retorno.
> Grande é, realmente, a fadiga, e desejo da volta, explicável
> (HOMERO, Ilíada, II: 289-291).[3]

Dez anos antes, no entanto, a visão da armada grega tinha sido um espetáculo grandioso. O Catálogo das Naus (HOMERO, Ilíada, II: 494-759) traz o nome de cada um dos vinte e nove contingentes que compõem a frota e, com seu anúncio solene de lugares de origem há muito tempo desertos, cita 1.186 naus sob o comando de 44 líderes. Com a tripulação média de cada nau estimada em 50 pessoas, a força aqueia atingiu aproximadamente 60 mil homens[4]; outra estimativa indica um total de 100.000 combatentes[5]. Agamêmnon, o poderoso rei de Micenas, foi o comandante em chefe da armada, levando o maior grupo, cem naus (HOMERO, Ilíada, II: 576).

É nesse imenso Catálogo das Naus que aparecem, pela primeira vez, os nomes dos heróis-médicos mais famosos da Ilíada, Macáon e Podalírio, os filhos de Asclépio[6] que comandam um contingente de trinta navios:

> Os moradores de Trica e de Itome de vários andares,
> e os da cidade de Ecália, onde o mando exercia o grande Éurito,
> sob o comando dos filhos de Asclépio, vieram, Macáone
> e Podalírio, ambos médicos e ambos, também, já famosos:
> esses, em trinta navios dispostos em fila, embarcaram.
> (HOMERO, Ilíada, II: 729-733).

Esta é a mais antiga referência a Asclépio[7], que tradicionalmente tem sido considerado o deus da medicina e da cura na mitologia grega. Homero, no entanto, o apresenta despojado de caráter divino e seus filhos são descritos em termos tão triviais que parecem ser filhos de um mortal, de um herói talvez, mas não de um deus. Asclépio devia ser um chefe grego que, idoso e incapaz de lutar, enviou seus dois filhos com trinta navios[8]. Nada lembra o deus homenageado nos Hinos Homéricos[9]:

> A Asclépio, curador das doenças, começo a cantar,
> o filho de Apolo, que na planície dotiana
> nasceu de Corônis, filha do rei Flégias.
> Grande alegria para os homens, ele ameniza cruéis aflições.
> Assim eu também te saúdo, meu Senhor, e com esta canção
> faço minha prece-(h. Hom. 16: *A Asclépio*)[10].

O silêncio da poesia homérica sobre a dignidade divina de Asclépio e seu mito sugere que ele foi um herói de cura em sua pátria, a cidade tessálica de Trica e só mais tarde teria sido elevado à categoria de divindade – ou novamente elevado caso tenha sido um deus em tempos anteriores inalcançáveis. De qualquer forma, deve ter sido reverenciado durante séculos apenas como um herói, um mortal contemplado com um culto heroico[11].

A elevação de Asclépio à condição divina só ocorreu em época relativamente tardia, como informa Ludwig Edelstein, classista, historiador da medicina e grande estudioso de Asclépio e seus filhos: embora a divindade de Asclépio deva ter sido reconhecida muito antes, pelo menos em Epidauro, sua chegada a Atenas só ocorreu em 420 a.C, conforme indica uma inscrição comemorativa. Seu culto, então, se estendeu às cidades vizinhas até que, a partir do século V a.C., o deus emergiu das sombras de sua existência provinciana para a plena luz da fama pan-helênica.

Santuários em sua honra, os *asklepieia*, existiam em Trica, Epidauro, Atenas, Cós, Pérgamo e onde quer que ele tenha fixado residência. Ao longo de quase toda a Antiguidade ele foi o principal representante da cura divina, influenciando a vida religiosa até os primeiros séculos da era cristã[10]. A partir de 291 a.C. seu culto havia se estabelecido na Ilha Tiberina em Roma, passo decisivo para a difusão por todo o Império Romano[12].

Homero, no entanto, não considera Asclépio um deus e tampouco cita Apolo como seu pai, apontando Quirão, "*o centauro mais justo*" (HOMERO, *Ilíada*, XI: 832), como o mestre que lhe ensinara o uso das ervas medicinais. Assim, o Asclépio homérico não se diferencia de outros discípulos do centauro, como seus dois filhos e até mesmo Aquiles e Pátroclo. Apenas tradições tardias informam que Quirão também era um ser ferido, um portador imortal de uma ferida incurável. É a ele, no entanto, que Homero confia a função médica, àquele que, ligado ao mundo não olímpico da vida e da morte, permanece na terra[13].

Quirão – nome cuja etimologia, Χείρων (Kheírōn, mão) seria uma forma abreviada de χειρουργός (kheirourgós, o que trabalha, o que age com as mãos, ou *cirurgião*[14]) – foi ferido acidentalmente por uma flecha envenenada desferida por Héracles (Hércules):

> Contra os Centauros, que cercavam Quirão, Héracles dispara uma flecha que atravessa o braço de Elato e se crava no joelho de Quirão. Penalizado, Héracles acorreu, extraiu a flecha e aplicou sobre a ferida um medicamento que lhe deu o próprio Quirão. A ferida, porém, é incurável e Quirão retira-se para a caverna: quer morrer e não pode porque é imortal; e, quando Prometeu ofereceu a Zeus tomar seu lugar como imortal, só então ele pôde morrer[15].

Quirão ascendeu, então, ao céu sob a forma da constelação do Sagitário, uma vez que *flecha* (*sagitta* em latim) estabelece a dinâmica do ser humano que voa através do conhecimento e alcança o ser espiritual[16].

Podalírio – nome cuja etimologia é composta por ποδός (*podós*, pé) e λειριον (*leirion*, lírio), significando *o que tem pés de lírio*[17] – nunca é visto realizando qualquer ação médica durante o conflito, tendo sido mencionado em apenas duas ocasiões na *Ilíada* e sempre em conexão com Macáon. A primeira, já referida, foi no Catálogo das Naus; a segunda foi quando nem ele nem seu irmão podiam ajudar o ferido Eurípilo: Macáon também estava lesionado e ele estava no calor da batalha (HOMERO, *Ilíada*, XI: 833-836).

É até possível que, originalmente, Podalírio nem constasse da *Ilíada*, tendo sido introduzido depois porque se tornou necessário um especialista em doenças internas. Ele, então, foi retratado por Homero como irmão do cirurgião iliádico mais famoso, afirma Ludwig Edelstein[18].

Quanto a Macáon, seu nome deriva da palavra grega μάχη (*machi*), que significa *batalha*, ou de μάχαιρα (*máchaira*), que significa *faca* – ou bisturi, para usar um termo cirúrgico. Assim, a etimologia remete ao *guerreiro que cura com sua faca, ou com suas habilidades cirúrgica*[19]. Ele se mostrou muito mais ativo que o irmão, mas, de acordo com Christine Salazar, classista e historiadora austríaca, há algo curiosamente impessoal em sua figura.

Embora esteja fisicamente presente na *Ilíada* em cinco passagens – tratando do ferimento de Menelau no livro IV, sendo ferido por Páris, levado para fora do campo de batalha e sendo entretido por Nestor, nos livros XI e XIV – não ouvimos nenhum detalhe biográfico ou características outras além de ser filho de Asclépio e um excelente médico. E, o mais estranho: ele não diz uma palavra, fato que é particularmente surpreendente visto que nos épicos homéricos encontram-se muitos discursos e até mesmo um dos cavalos de Aquiles fala. Macáon parecer ser visto como uma personificação do ofício de curador e de um especialista valorizado pelas suas habilidades e não como uma pessoa real[20].

Sua ação mais conhecida é descrita nos versos em que ele cuida do ferimento de Menelau. Foi durante uma trégua entre aqueus e troianos e quando ainda se discutia o resultado do duelo entre os dois maiores implicados na Guerra: Menelau, o marido traído, e Páris, o amante de Helena. Menelau já estava prestes a matar Páris, mas este foi socorrido por Afrodite, que, oculta por uma espessa neblina, o transporta para os braços de Helena em Troia[21].

Reunidos no Olimpo, os deuses acompanhavam o desenrolar dos acontecimentos. Zeus é interpelado por sua esposa (e irmã), a deusa Hera que, humilhada por Páris quando este escolheu Afrodite como a mais bela, tornou-se uma defensora dos aqueus e nutria um ódio patológico aos troianos. Eis como ela fala a Zeus:

> [...] ora cumpre que Atena despaches
> para a terrível batalha dos homens aqueus e troianos,
> porque os Troianos primeiro aos Aqueus exultantes ofendam,
> com se tornarem perjuros, quebrando a aliança firmada
> (HOMERO, *Ilíada*, IV, 64-67).

Atená, sob a figura de Laódoco, incita o famoso o arqueiro troiano Pândaro, a disparar uma flecha contra Menelau. A trégua é, então, quebrada de forma desleal e a culpa recai sobre os defensores de Troia. O ferimento tem tamanha importância para a continuidade da batalha que Homero relata em seus mínimos detalhes. A flecha é desviada pela própria deusa, descrita com símiles de mãe protetora do filho adormecido.

> Não esqueceram de ti, Menelau, os eternos e beatos
> deuses, mormente a donzela de Zeus, a imortal predadora,
> que, pressurosa, de ti, pôde a seta desviar aguçada.
> Frusta-lhe a mira, de fato, tal como procede afetuosa

> mãe, afastando uma mosca do filho que dorme tranquilo,
> e para o ponto a dirige em que as áureas fivelas do cinto
> se superpõem, formando, destarte, uma dupla couraça.
> No cinto bem ajustado encravou-se-lhe o dardo amargoso,
> atravessando, no impulso em que vinha, sua bela textura,
> bem como a forte couraça, trabalho de fino remate.
> A própria malha, que o rei costumava trazer sobre o corpo
> como anteparo, por certo, eficaz, foi, também, transpassada;
> mas a epiderme somente esflorada ficou pelo dardo,
> ainda que o sangue corresse, anegrado, do corte, então,
> feito (HOMERO, Ilíada, IV, 127-140).

Torna-se evidente, então, porque Agamêmnon se mostrou tão ansioso para chamar Macáon: "*corre, Taltíbio, e nos traze, sem perda de tempo, Macáone, médico irrepreensível, o filho notável de Asclépio*" (HOMERO, *Ilíada*, IV, 193-194). Naquele momento ele não podia contar com Aquiles e Pátroclo, os dois discípulos de Quirão, para tratar seu irmão: Aquiles, em sua ira após ser desonrado pelo próprio Agamêmnon, havia se retirado da batalha levando consigo seu amigo Pátroclo. O ferimento de Menelau era uma preocupação de todos e exigia um médico experiente. Macáon é, então, introduzido no épico, tornando-se um digno competidor de Aquiles, cujo lugar ocupou[22].

"*Com divinal compostura*" Macáon rompe o cerco que se formara em torno de Menelau, trata seu ferimento e revela a fonte de seu conhecimento médico:

> Quando, afinal, alcançou o lugar onde estava o guerreiro
> filho de Atreu, vulnerado, cercado por todos os chefes,
> com divinal compostura avançou para o meio do círculo.
> A seta, então sem demora, do cinto apertado retira,
> ainda que as farpas agudas, quando ele puxou, se virassem.
> A malha, após, retirou, a couraça de aspecto brilhante
> e o cinturão que o bronzista, com muita perícia, forjara.
> Pondo patente a ferida que o dardo amargoso fizera,
> chupa-lhe o sangue, cobrindo-a, depois, habilmente, com bálsamo
> cujo segredo Quirão, por afeto, a seu pai lhe ensinara (HOMERO, *Ilíada*, IV, 210-219).

Não ficou muito claro o que realmente aconteceu com a flecha, se foi feita em pedaços ou suas farpas apenas *"se viraram"* na ferida. De qualquer forma, cirurgiões modernos questionam conduta cirúrgica de Macáon que parece ter sido inadequada: em vez de remover primeiro a couraça e o cinto, um objeto pesado revestido de latão e, então, verificar a real extensão do ferimento, ele parece ter puxado a flecha com tanta força que a despedaçou em *"farpas agudas"* deixando, portanto, um rastro de corpos estranhos e de possível infecção pós-operatória[23].

Há, porém, outros aspectos a considerar em elação a esse ferimento. Charles Daremberg, por exemplo, traduz de forma diferente a ação de Macáon e em vez de *chupar* ou *sugar*, usam o verbo *pressionar*, com isso indicando um procedimento cuja finalidade seria estancar a hemorragia[24]. Outros tradutores defendem a outra versão, sugerindo que alguma coisa tinha sido sugada da ferida. Se este foi o caso, muito provavelmente seria veneno, uma vez que flechas envenenadas não eram estranhas ao mundo grego. Na verdade, uma das primeiras referências a isso na literatura ocidental aparece justamente na *Odisseia*, que cita uma viagem de Ulisses para Éfira *"até lá transportado, em nave ligeira, para buscar um veneno homicida de que precisava com o fim de untar suas flechas de bronze"* (HOMERO, *Odisseia*, I: 260-262).

E se fosse um veneno de origem vegetal, a Grécia tinha vários candidatos a possíveis fontes, sendo o heléboro negro (*Helleborus orientalis*, Lam.) o mais provável, mesmo porque também foi citado em textos hipocráticos[25]. Além disso, há uma possível correlação linguística: *tóxico* é uma palavra derivada de τοξικός (*toxikós*, relativo a flechas ou a arco e flecha), de τόξον (*tóxon*, arco)[26]. Não por acaso, as flechas envenenadas de Héracles causaram a ferida incurável de Quirão. De qualquer forma, Pândaro é apenas um entre vários outros exemplos de como eram considerados perversos o arco e o arqueiro no mundo da guerra heroica, a começar por Apolo[27].

Já ressaltada quando ele tratou Menelau, a importância de Macáon ganha ainda mais peso ao ser ele próprio ferido por um dardo disparado por Páris (também conhecido como Alexandre):

> Mas, ainda assim, não teriam recuado os divinos Arquivos,
> não houvesse Alexandre, marido de Helena cacheada,
> o afastamento causado do forte caudilho Macáone,
> ao qual, com dardo trissulco, na espádua direita o feriu
> (HOMERO, *Ilíada*, XI, 504-507).

É quase uma reencenação do ferimento feito a Menelau por Pândaro. Mas, agora a pressa com que foi retirado do campo de batalha diz muito da importância concedida aos médicos:

> Idomeneu, logo logo, ao divino Nestor se dirige:
> "Máxima glória dos povos arquivos, Nestor de Gerena,
> toma teu carro, depressa; a teu lado coloca Macáone,
> e para as naves escuras dirige os velozes cavalos,
> pois é sabido que um médico vale por muitos guerreiros,
> que sabe dardos extrair e calmantes deitar nas feridas".
> (HOMERO, *Ilíada*, XI, 510-515).

"Um médico vale por muitos guerreiros", há um escólio a esse verso famoso e muitas vezes citado que, por sua relevância, merece ser totalmente transcrito:

> Alguns dizem que este elogio não se aplica a todos os médicos, mas a Macáon de quem se relata praticar apenas a cirurgia. Pois Podalírio, afirmam, tratava as doenças pela dietética. E prova disso é o fato de que, quando Menelau foi ferido, Agamêmnon convocou para o tratamento não os dois, mas Macáon. Até Arctino parece observar isso n'*O Saque de Ílio*, no qual diz: "o próprio pai, o magnífico Agitador de Terra [Posídon] concedeu dons a ambos, mas fez um mais glorioso que o outro. A um [Macáon] deu mãos leves para extrair os dardos e curar todas as feridas; e ao outro [Podalírio] colocou no peito toda a capacidade para reconhecer o invisível e curar o incurável. Assim, este foi o primeiro a notar os olhos brilhantes e a mente sombria de Ájax encolerizado"[28].

Também Eustátio (séc. XII d.C.), erudito grego bizantino e arcebispo de Tessalônica, famoso por seus inúmeros escólios à *Ilíada*, faz o seguinte comentário:

> Alguns afirmam que Macáon praticava a cirurgia, mas Podalírio, também sendo um guerreiro, como indica o poeta em outra passagem [*Ilíada*, XI: 833-836], praticava a ciência da dietética. Prova disso é que o rei [Agamêmnon] convocou Macáon para curar Menelau, em vez de Podalírio. A evidência disso também é dada pelos relatos épicos do *Saque de Tróia*, nos quais é narrado sobre Podalírio e Macáone, que

ambos eram filhos de Poseidon; mas um deles, Poseidon, tornou-se mais famoso que o outro[29].

É interessante observar que, baseando-se em um dos épicos perdidos do Ciclo Troiano, *O Saque de Ílio*, os dois escoliastas alegam que Macáon e Podalírio eram filhos não de Asclépio, mas de Posídon que, em Homero, é apresentado como o deus do mar. Por um lado, isso indica que a versão homérica era apenas uma entre duas ou mais possibilidades e a associação dos dois médicos a Asclépio parece um tanto artificial. Por outro, a origem em Posídon, um deus muito poderoso, daria maior dignidade ao ofício médico[30].

"Um médico vale por muitos guerreiros": essas palavras ainda revibrariam por muito tempo e talvez tenham inspirado muitos a escolher a profissão médica. Mas, com elas Homero também proporcionou aos futuros médicos, mesmo fora do contexto militar ou em um cargo inferior, uma justificativa para o sentimento de superioridade que muitas vezes demonstram perante o resto da humanidade, escreve Vivian Nutton[31].

Ao ser ferido, Macáon é conduzido não para a suas naves ou para sua própria tenda, mas para a tenda de Nestor. O líder do contingente de Trica agora parece não ter servos, tenda ou nave e, portanto, foi deixado à compaixão de seu anfitrião Nestor. A razão pela qual ele não foi levado para seu próprio povo é desconhecida, mas é provável que nessas duas cenas – a de seu ferimento e a de sua remoção – Homero o retrate mais como um médico do que como um guerreiro.

Macáon certamente participava ativamente das batalhas, mas suas qualidades guerreiras agora parecem secundárias. Há algo ainda mais estranho: Homero não informa quando ou como a flecha foi extraída. Macáon não intervém em seu próprio ferimento nem dá instruções para que outros o tratassem. Relata, apenas, que Hecamede lhe serviu uma bebida com supostas qualidades medicinais[32].

A preparação da bebida, aliás, é descrita em detalhes:

> Doce bebida lhe trouxe Hecamede, de belos cabelos,
> filha de Arsínoo magnânimo, a qual os Arquivos ao
> velho ofereceram, por ser no conselho os mais distinguido,
> quando a cidade de Tênedo foi por Aquiles saqueada.
> (HOMERO, *Ilíada*, XI: 624-627).
> (...)

> [...] mistura a mulher, semelhante na forma a uma deusa, vinho de Prâmnio, no qual raspou queijo de leite de cabra num ralo aêneo, ajuntando farinha, por fim, muito branca (HOMERO, *Ilíada*, XI: 638-640).

As ações da mulher *"de belos cabelos"* e *"semelhante na forma a uma deusa"* indicam que na Grécia Arcaica – como, aliás, em outras civilizações da mesma época –, as mulheres cuidavam dos feridos e doentes[33]. No entanto, elas não devem ser consideradas como enfermeiras no sentido moderno do termo, uma vez que naquela época, e mais tarde nos anos helenísticos, os limites entre a enfermagem e a medicina não era bem definido e os curadores, mulheres e homens, praticavam uma combinação das duas profissões[34].

Além disso, em Homero todos os médicos eram homens. Hecamede era uma prisioneira de guerra, tinha sido capturada por Aquiles em Tênedo e oferecida depois ao velho Nestor de quem se tornou escrava e concubina. Suas funções incluíam o serviço à mesa, tão bem descrito por Homero. Não era uma enfermeira especializada tal como atualmente se entende, oferecendo queijo de cabra ralado e vinho não como remédios, mas como uma maneira de oferecer conforto aos convidados, como esclarece Rubin Lane Fox[35].

Aliás, embora pareça haver uma sobreposição de versos da *Ilíada* uma vez que Hecamede oferece a poção a Macáon e não a Eurípilo, Sócrates critica o filho de Asclépio por não ter censurado *"a mulher que deu a beber a Eurípilo ferido vinho de Pramnos polvilhado com muita farinha de cevada e queijo ralado, produtos que parecem causar inflamação"* A resposta de Glauco, um de seus interlocutores, reforça a apreciação que Sócrates tinha a respeito desse tratamento: *"era uma estranha beberagem para quem se encontra em tal estado"*[36].

O fato de Macáon ter recebido os cuidados de Nestor e de Hecamede pode levar à suposição de que ele e Podalírio seriam os únicos médicos disponíveis no exército grego. Dois médicos para um contingente estimado entre 60 mil e 100.000 guerreiros representariam uma fração realmente insignificante. A esse respeito, Eustátio faz o seguinte comentário:

> Dizendo aqui "os médicos Podalírio e Macáon" o poeta quer dizer "os principais". Pois, além desses, havia muitos médicos entre os Aqueus, como fica claro no verso *"destes cuidavam médicos que conheciam muitas drogas"*[37].

De fato, enquanto se encontrava na tenda de Nestor, Pátroclo informou que Diomedes, Ulisses, Agamêmnon e Eurípilo estão feridos, informação que ele passaria depois a Aquiles[38], acrescentado que "*os médicos tentam curá-los*" (HOMERO, *Ilíada*, XVI: 28).

Há outra referência a médicos cujos nomes não são revelados:

> A Idomeneu de hasta invicta encontrou logo adiante, de volta,
> de acompanhar um dos sócios que havia tirado da pugna,
> o qual em pleno jarrete ferido por lança se achava.
> Pós tê-lo aos fidos consórcios entregue e instruções dado aos médicos,
> à tenda corre, que logo voltar para o prélio queria. (HOMERO, *Ilíada*, XIII: 210-214).

Na opinião de Karl Kerényi, a quantidade de cirurgiões disponíveis na *Ilíada* sempre chamou a atenção dos comentadores de Homero: eles existem em grande número, embora alguns estudiosos tenham tentado apagar a menção a esses cirurgiões anônimos ao considerá-los um acréscimo posterior à epopeia. Como guerreiros e médicos numa só pessoa esses heróis exprimem uma unidade: ferir e ser ferido são os elementos sombrios da profissão médica. Em Macáon, o primeiro cirurgião, o *heros iatros* segundo o significado original dessas palavras, há uma justaposição de dois tipos de peritos do ferimento, o guerreiro e o cirurgião militar. Essa experiência permitiria várias concepções, entre as quais a seguinte: um ser que fere e pode ser ferido – mas que também pode curar – difere do animal, que permanece apenas o ser que fere e que pode ser ferido[39].

No exército troiano não há referências a médicos, nem mesmo anônimos, ou a personagens equivalentes a Macáon e Podalírio. Assim, as duas hierarquias médicas – uma representada por Asclépio, Macáon e Podalírio e a outra, por Quirão, Aquiles e Pátroclo – atuaram apenas entre os aqueus, refletindo uma possível superioridade grega tanto nas habilidades marciais como na assistência médica[40].

No entanto, embora não se encontre na *Ilíada* uma alusão clara quanto a essa questão, os troianos também tinham seus médicos[41]. Talvez mais ocupado com os assuntos internos dos gregos, Homero não os mencionou, mas é difícil acreditar que Troia abandonasse seus guerreiros feridos, mesmo porque gregos e troianos despendiam grandes esforços para arrebatar das mãos do inimigo os corpos dos heróis feridos ou mortos. O objetivo não era apenas resguardar da desonra os cadáveres, mas também acudir os heróis lesionados ainda vivos[42].

De qualquer modo, quando os médicos não estão disponíveis, os heróis feridos são imediatamente socorridos por seus companheiros. Estênelo, por exemplo, desce rapidamente do carro de batalha e puxa uma flecha do ombro de Diomedes (HOMERO, *Ilíada*, V: 109-112) e Pelagonte retira uma lança da coxa de Sarpédon (HOMERO, *Ilíada*, V: 694-695).

Também os guerreiros troianos se ajudavam mutuamente. Quando o troiano Heleno foi ferido,

> cai-lhe, sem força, a mão, da qual a haste de freixo pendia.
> Tira-lhe a flecha, depois, Agenor, o magnânimo, e passa-lhe uma atadura de lã bem tecida na mão, enfaixando-a.
> (HOMERO, *Ilíada*, XIII: 597-599)[43]

Há, contudo, algumas diferenças entre os dois exércitos e a maior delas é o fato de os troianos formarem aquilo que se chama cidade (*polis*): homens, mulheres, velhos, crianças. As mulheres eram, quase todas, esposas legítimas: Andrômaca e Heitor, Hécuba e Príamo, por exemplo. Nos leitos dos aqueus, porém, só dormiam concubinas. Para um período de dez anos de sítio, Homero não faz alusão ao nascimento de uma única criança entre os gregos.

Outra diferença importante se destaca entre os beligerantes: muitos dentre os gregos morrem e outros sabem que estão destinados à morte, como Aquiles. Os troianos, por seu lado, têm uma consciência aguda de que a desgraça será coletiva, de que Troia está destinada ao desaparecimento e de que, de alguma maneira, ela já incorporou a morte. Tudo isso servirá de tema para os autores trágicos na Atenas do século V a.C.. Embora esta seja uma questão de difícil solução, a imparcialidade de Homero em relação aos heróis dos dois exércitos tem sido questionada e alguns julgam que ele foi mais favorável aos troianos. É a resposta instintiva de muitos leitores modernos, escreve Pierre Vidal-Naquet[44].

Aliás, quando analisa sob qual ponto de vista a Guerra é contada, Barbara Graziosi assegura que, na *Ilíada*, a posição de Homero pode ser identificada com surpreendente precisão. O poeta sempre olha para a ação no campo de batalha da mesma perspectiva, mantendo-se de costas para o mar, de frente para a planície, para a cidade de Troia e além. A costa curvilínea, com as embarcações dos aqueus encalhadas, organiza-se diante dele como um teatro. Assim, apesar de alguns estudiosos insistirem que o poeta é imparcial, ele literalmente vê a guerra pelo lado dos aqueus[45].

Independentemente de que lado tenha se colocado, Homero tinha um conceito muito elevado dos médicos e na *Odisseia* ele faz uma avaliação muito positiva dos profissionais dedicados a curar as doenças, comparando-os a adivinhos, artífices e aedos:

> Pois, quem teria prazer em chamar alguém de outras paragens,
> a menos que se tratasse de um desses que aos povos são úteis,
> áugures, ou carpinteiros, ou médicos para os doentes,
> ou mesmo aedos divinos, que a todos deleitam com música?
> (HOMERO, *Odisseia*, XVII: 382-385).

Homero descreve a condição social dos dois médicos mais famosos da *Ilíada*: Macáon e Podalírio são nobres cuidando apenas de seus companheiros de nobreza. Longe dos campos de batalha, no entanto, os médicos constituíam uma classe diferente de pessoas. Não tratavam apenas feridas e fraturas, mas também outras doenças.

Eram "funcionários públicos" na medida em que não limitavam sua atividade à classe nobre ou a seus próprios amigos e familiares. Os curadores itinerantes não eram aristocratas ou pessoas que viviam de bens herdados. E permaneceram ativos e essenciais ao longo da Antiguidade, desde os primeiros textos médicos gregos sobreviventes do século V a.C. até as cidades gregas do Império Romano, onde receberam cidadania e honras, conforme inscrições que elogiavam seu altruísmo e suas habilidades[46].

As habilidades médicas de Macáon tornaram-se muito famosas quando ele curou a ferida de Filoctetes, um dos mais sofridos dentre os heróis aqueus. Seu mito, brevemente evocado em Homero, é narrado na *Pequena Ilíada* e nos *Contos Cíprios*, além de dar nome a tragédias de Ésquilo, Eurípedes e de Sófocles.

O Catálogo das Naus relata que Filoctetes chegara a Troia no comando de sete naus e com fama de grande arqueiro. Foi, porém, picado por uma serpente em Tênedo e o ferimento resultante exalava um odor tão insuportável que Ulisses convenceu Agamêmnon a abandoná-lo. Assim, ele

> ...ficara a sofrer indizíveis tormentos
> na ilha de Lemno divina, onde o haviam deixado os Acaios
> vítima de úlcera feita de serpe nociva
> Lá se encontrava a gemer, mas em breve, ao redor de seus barcos,

de Filoctetes haviam de lembrar-se os Arquivos guerreiros. (HOMERO, *Ilíada*, II: 721-726).

Uma variante do mito entendia que Filoctetes, por ter acendido a pira funerária de Héracles, tornou-se o depositário de seu arco e suas flechas. O ferimento teria sido provocado acidentalmente por uma flecha da aljava de Héracles e era incurável, pois as flechas estavam envenenadas pelo sangue da Hidra de Lena[47]. Não por acaso, foi uma dessas flechas envenenadas que também causou a ferida incurável de Quirão.

O guerreiro ferido permaneceu exilado durante dez anos, até o dia em que uma expedição grega o reconduz a Troia. A razão pela qual dele *"haviam de lembrar-se os Arquivos guerreiros"* é a seguinte: Heleno, o filho de Príamo que tinha o dom da profecia, após ter sido capturado pelos aqueus revelou que Troia só seria vencida se os gregos contassem com a presença de Filoctetes e de seu arco. Em Ésquilo e Eurípedes, Ulisses tenta convencer Filoctetes a voltar. Em Sófocles, é o jovem Neoptólemo, filho de Aquiles, quem desempenha um papel essencial para o retorno do herói abandonado.

Filoctetes finalmente foi curado por Macáon tal como descrito em escólio a uma obra do poeta grego Píndaro (522 – 443 a.C.):

> Para Dionísio [autor helenístico], Filoctetes, purificado pelos oráculos de Apolo, adormeceu; então Macáon, removeu a carne gangrenosa da úlcera purulenta e lavou a ferida com vinho, espalhando sobre ela um unguento que Asclépio obteve de Quirão e assim o herói foi curado[48].

Foi esse o primeiro procedimento cirúrgico realizado sob anestesia de que se tem notícia no mundo clássico[49]. A cura foi rápida e completa, tanto que entre os guerreiros que retornaram de Troia encontrava-se *"também, Filoctetes, o filho notável de Peante"* (HOMERO, *Odisseia*, III: 190). Sem ele – ou melhor, sem a ação curativa de Macáon –, os aqueus não teriam vencido.

Terminada a Guerra de Troia, os filhos de Asclépio não voltaram a suas cidades de origem nem a Trica, a cidade de seu pai, na Tessália. Macáon era um dos guerreiros que estavam no bojo do famoso Cavalo de Troia e teria morrido em batalha, conforme um depoimento atribuído a ninguém menos que Hipócrates (460 – 370 a.C.), que em uma de suas *Epístolas*[50] relata o seguinte:

> Os filhos de Asclépio ajudaram os gregos não apenas por sua habilidade, mas também por suas armas. De qualquer forma, Macáon perdeu a vida na Trôade quando, como aqueles que escrevem sobre isso dizem, desceu do Cavalo e entrou na cidade de Príamo[51].

De acordo com outra versão, ele foi morto pela amazona Pentesiléia *"que na batalha matou muitos, entre eles também Macáon"*[52]. Para a maioria dos historiadores antigos, no entanto, sua morte foi causada por Eurípilo, filho de Télefo[53]. Eis, como exemplo, o que Pausânias (c. 110-180) relata em sua *Descrição da Grécia*:

> Aqui em Gerenia estão o túmulo de Macáon, filho de Asclépio, e um santuário sagrado. Em seu templo os homens podem encontrar curas para doenças. Eles chamam o local sagrado de *Rhodos*; há uma estátua de bronze de Macáon em pé, com uma coroa na cabeça que os messênios na linguagem local chamam de *kiphos*. O autor do épico *A Pequena Ilíada* diz que Macáone foi morto por Eurípilo, filho de Télefo[54].

Pausânias acrescenta: *"diz-se que os ossos de Macáon foram repatriados por Nestor, mas que Podalírio, quando voltava do saque a Tróia, foi desviado de seu curso e chegou em segurança a Sirno, no continente cário e se ali estabeleceu"*[55].

Podalírio, como já assinalado, não foi muito ativo durante a Guerra e, ao contrário de seu irmão, sobreviveu ao conflito. Aliás, Eustátio tem um comentário sobre ele no mínimo curioso, parecendo fazer um jogo de palavras com a etimologia de seu nome:

> Podalírio é o pé-de-flor [pé-de-lírio] não só, como também afirmei alhures, pela sua boa sorte, mas também porque estudou diligentemente as flores. Pois, como médico ele era principalmente um coletor de ervas, como lhe era apropriado[56].

Após deixar Troia, a saga de Podalírio se desenrola na esfera do fantástico. Ele consultou o oráculo de Delfos sobre onde deveria morar e lhe foi dito para ir a um lugar onde não sofreria nenhum dano caso o céu caísse; ele logo compreendeu que deveria ir para o Quersoneso, na península da Cária, cercado de montanhas por todos os lados[57].

O modo como ele chegou a essa região da Anatólia foi marcado por aventuras e um desfecho inesperado, como relata Estêvão de Bizâncio, lexicógrafo do século VI: quando o navio em que viaja naufragou ao largo da costa da Cária, Podalírio foi resgatado por um pastor e levado à corte do rei local, Dameto. Este se encontrava transtornado pelo fato de sua filha, Sirna, estar mal após cair de um telhado. Podalírio a salva fazendo-lhe uma sangria em cada braço. Em recompensa, o rei lhe deu a filha em casamento e lhe entregou o poder sobre toda a península. Podalírio fundou duas cidades, uma das quais ele chamou de Sirno em homenagem a sua esposa[58].

Há, porém, outra versão sobre seu destino final. Estrabão (63/64 a.C. – c. 24 d.C.), historiador e geógrafo grego, afirma que havia dois santuários localizados no sopé do monte Dríon, na Apúlia, sul da Itália: um dedicado a Calcas, outro a Podalírio; próximo a este corria um regato cujas águas curavam as doenças dos animais[59]. Diferentemente do que é relatada na *Ilíada*, a capacidade curativa Podalírio tornou-se, então, extraordinária.

O poeta grego Quinto de Esmirna, que viveu entre os séculos III e IV d.C., descreve em seu épico *Posthomerica* como ele tratou as graves feridas sofridas por Epeu e Acamas durante os jogos fúnebres em homenagem a Aquiles:

> De temperamento afável, Podalírio rapidamente curou todas as feridas que lhes foram infligidas. Primeiro as comprimiu, depois as costurou habilmente com as mãos; então, sobre elas espalhou aquelas pomadas que seu pai uma vez lhe deu e pelas quais até mesmo as feridas incuráveis dos homens são rapidamente, no mesmo dia, saradas de seu dano mortal. Imediatamente as feridas em seus rostos e em suas cabeças de longos cabelos cicatrizaram e sua dor foi aliviada[60].

Sem dúvidas, um tratamento que combinava elementos racionais e miraculosos, refletindo a primeira das habilidades que recebera de Posídon, a de curar o incurável. A segunda, a de conhecer o invisível, tornou-se evidente quando do suicídio de Ájax, sobre o qual cabem alguns comentários. *Ájax* é o nome de dois grandes heróis homéricos e o que se matou foi o Grande Ájax, o Ájax Telamônio (filho de Télamon). Foi, de fato, um grande guerreiro.

No Canto VII, é sorteado para enfrentar Heitor e o duelo dura quase um dia inteiro. Ele fere Heitor com sua lança e o derruba com uma imensa pedra (HOMERO, *Ilíada*, VII: 268-269). Como a noite já chegava, o duelo termina empatado e com trocas de presentes entre os dois combatentes, um dos raros momentos de cortesia na Guerra. "*O baluarte dos fortes Acaios, e com um terrível sorriso no rosto*" (HOMERO, *Ilíada*, VII: 211-212), Ájax surgia portando seu enorme escudo semelhante a uma torre e formado por sete camadas de couro de boi e uma oitava camada de bronze (HOMERO, *Ilíada*, VII: 219-223). Os companheiros se revezavam para segurar esse escudo quando o guerreio ficava cansado (HOMERO, *Ilíada*, XIII: 709-711).

Um exemplo de sua coragem é quando ele protege Menelau e o cadáver de Pátroclo da fúria de Heitor, sendo então comparado a uma "*leoa em defesa de seus cachorrinhos inexperientes*" (HOMERO, *Ilíada*, XVII: 133). Este é, aliás, um dos símiles relacionado a Ájax; o outro se encontra quando Zeus incita o espírito guerreiro dos troianos e Ájax é o primeiro a recuar, embora de forma relutante:

> O Telamônio, desta arte, cedia terreno aos Troianos,
> a seu mau grado; afligia-lhe a sorte das naus dos Argivos.
> Do mesmo modo que um asno teimoso num campo de trigo
> caso nenhum faz de crianças que varas lhe quebram no dorso. (HOMERO, *Ilíada*, XI: 556-559).

Homero não teve como objetivo comparar o herói a um burro teimoso nem, tampouco, assinalar uma implausível estupidez. Ao contrário, este símile traz uma marca especial do caráter de Ajax: sua resistência na batalha, especialmente quando as probabilidades de vitória pareciam remotas. Os troianos atingiam seu escudo com lanças e sobrepujavam a resistência obstinada do herói, que recuava lentamente. As falas de Ájax traduzem, então, suas qualidades de liderança e inspiram seus homens a lutar corajosamente[61].

Duas perguntas mais do que atuais se impõem nesses tempos em que a doença mental é uma verdadeira pandemia: qual seria a razão do suicídio de um herói respeitado por todos? E como, nas palavras do escoliasta, Podalírio foi o "*primeiro a notar os olhos brilhantes e a mente sombria de Ájax encolerizado*"?

A versão mais conhecida do suicídio de Ájax é encontrada em um dos argumentos da *Pequena Ilíada* preservados na *Crestomatia* de Proclo[62]: "*a disputa pelas armas* [de Aquiles] *ocorre e Odisseu, por vontade de Atena, as obtém. Ájax enlouquece, devasta o rebanho dos aqueus e se mata*"[63]. Esta é também a versão retratada na tragédia *Ájax* de Sófocles.

Podalírio percebeu não apenas que Ajax estava enfurecido, uma inferência bastante óbvia, mas que sua fúria era grande o suficiente para levá-lo ao suicídio. E a palavra para definir esse conhecimento extraordinário é *akribea*, ou precisão de pensamento, que no caso de Podalírio, foi presente de Posídon. Seu conhecimento, portanto, não tem bases naturais. Podalírio tornou-se o primeiro psiquiatra licenciado do antigo mundo grego, escreve Robin Lane Fox com certa ironia[64].

De todo o modo, a tragédia de Ajax indica que os seres humanos são incapazes de prever claramente seu futuro e destino, como o Coro declama nos versos finais da tragédia sofocleana:

> Nós, homens, tomamos conhecimento
> de muitas coisas porque são visíveis,
> mas o futuro e o nosso destino,
> nunca existiu um único adivinho
> capaz de conhecê-los com certeza. (SÓFOCLES, *Ájax*: 1911-1915).

Esta é a saga de Macáon e Podalírio, os filhos médicos de Asclépio que foram à Guerra de Troia. Resta muito evidente que os médicos eram muito valorizados por Homero e que a mais antiga tradição incluía as duas ordens de praticantes – o cirurgião e o clínico – sob a denominação comum de *iatros*: o curador de feridas e o curador de doenças eram designados pelo mesmo vocábulo[65]. Não era necessário, pois, chegar ao ponto a que foram os estudiosos alexandrinos, que converteram Macáon no protótipo do cirurgião e Podalírio no de clínico. Como Vivian Nutton avalia, a diversidade de ação teria um objetivo essencialmente artístico e não indicava uma especialização profissional[66].

Mais importante, porém, é o fato de que Macáon e Podalírio tornaram-se toscos milagreiros nas cidades gregas que não se distinguiam por uma cultura médica primeva genial como, por exemplo, a que se desenvolveu em Cós, comenta Karl Kerényi[67].

Também Charles Daremberg deplora o que chamou de charlatanismo dos prosélitos de Asclépio e de outras divindades. Posterior a Homero, o fenômeno teria assumido enormes proporções:

> [...] os templos se multiplicam no solo da Grécia e os médicos em toda a parte enfrentam uma competição formidável com os sacerdotes, que dispunham do poder divino; com os filósofos, que se tornam mágicos; e com a plebe, com suas superstições domésticas e receitas de comadres[68].

Assim, apesar de sua bravura e de sua atuação na *Ilíada*, infelizmente Macáon e Podalírio estão longe de representar o ideal heroico dos médicos do século XXI.

OS HERÓIS HOMÉRICOS E OS MÉDICOS DO SÉCULO XXI

Os épicos homéricos descrevem um mundo aristocrático em que a bravura, a paixão, a força física e a boa saúde são características privativas dos membros da classe dominante e, aparentemente, hereditárias. Este é o motivo pelo qual considerações genealógicas são usadas com tanta frequência para individualizar os heróis[1]. Quando, por exemplo, o troiano Glauco e o aqueu Diomedes se encontraram[2], este lhe interroga: "*homem de grande valor, de que estirpe mortal te originas?*" (HOMERO, *Ilíada*, VI: 123).

Todo herói homérico tem sua alta linhagem muito bem definida. Na *Ilíada*, há apenas uma exceção a essa regra, uma espécie de anti-herói por excelência, um homem de origem humilde e representante da classe baixa, Tersites. E não por acaso ele é descrito como um ser inferior, feio e deformado, deficiente de nascença. Homero assim o descreve:

> [...] Tersites sem pausa a falar continuava,
> pois tinha sempre o bestunto repleto de frases ineptas,
> que contra os reis costumava atirar, sem proposito ou regra,
> contanto que provocasse dos nobres Arquivos o riso.
> Era o mais feio de quantos no cerco de Troia se achavam.
> Pernas em arco, arrastava um dos pés; as espáduas, recurvas,
> se lhe caíam no peito e, por cima dos ombros, em ponta,
> o crânio informe se erguia, onde raros cabelos flutuavam.
> Tanto Odisseu como o divo Pelida ódio grande lhe tinham (HOMERO, *Ilíada*, II: 212-220).

Tersites é turricéfalo, quase totalmente calvo, encurvado, de pernas arqueadas e coxo. É possível que esta passagem e a iconografia dela originada descrevam uma displasia congênita conhecida, em termos médicos modernos, como dissostose cleidocranial. Seja como for, sua deformidade é, sobretudo, um *topos* dramático[3]. Tersites é o bufão, o exibicionista da corte, um saco de pancadas que foi golpeado por Ulisses[4]:

> [...] com o cetro nas costas e espáduas,
> o que o obrigou a encurvar-se, nadando-lhes os olhos em lágrimas.
> Incha-lhe, logo, nas costas sanguíneo vergão da pancada do cetro de ouro. Sentar-se foi ele a tremer, temeroso, apatetado, a enxugar, dolorido, dos olhos as lágrimas.
> Riram-se todos do mísero, embora enfadados se achassem.
> (HOMERO, *Ilíada*, II: 265-270).

Com efeito, os deuses homéricos consideravam a deformidade e a deficiência física uma desgraça. Isso fica muito bem demonstrado no mito de Hefesto, filho de Zeus e Hera. Desgostosa por ele ter nascido aleijado e manco, a deusa o jogou para fora do Olimpo. Hefesto foi, então, criado por Tétis, mãe de Aquiles, e Eurínome. Quando Tétis o procurou para que ele fizesse as novas armas para Aquiles, ele assim se expressa:

> Acha-se, então, aqui em casa a deidade que estimo e venero,
> que me acolheu quando tive o infortúnio de cair do alto Olimpo,
> por minha mãe imprudente atirado, que, assim, pretendia de mim livrar-se, tão-só! Por ser coxo! Teria sofrido
> imensamente, a não ser recolhido por Tétis e Eurínome.
> (HOMERO, *Ilíada*, XVIII: 394-398).

Mesmo quando ele voltou para o Olimpo, seu andar capenga parecia cômico, tanto que ao servir o néctar, *"em gargalhada infinita rebentam os deuses beatos ao perceberem Hefesto solícito, assim pela sala"* (HOMERO, *Ilíada,* I: 599-600); esses mesmos deuses certamente achariam hilários os atuais jogos paraolímpicos, avalia Robin Lane Fox[5].

Os heróis homéricos, pelo contrário, são sempre fisicamente bem constituídos, gozam excelente saúde e mostram-se resistentes a um ponto que desafia a experiência comum. Nem mesmo a velhice obsta a ação desses corações valentes: Nestor, o sábio rei de Pilos e orador eloquente, ainda realiza proezas embora *"gerações duas de seres de curta existência já vira desaparecer"* (HOMERO, *Ilíada*, I: 250-251). Até os mais horríveis combates os deixam ilesos e Homero nada refere sobre veteranos de guerra deficientes[6].

A força física desses heróis era extraordinária: lançavam contra seus oponentes pedras enormes, mostrando-se mais fortes que dois homens comuns. Diomedes, por exemplo,

> [...] uma pedra
> nas mãos tomou – grande empresa – que dois dos guerreiros de agora
> mal abalar poderiam; sozinho a atirou, facilmente,
> indo atingir o guerreiro, nascido de Anquises no ponto
> justo – de nome acetáb'lo – em que o fêmur se encaixa na pelve,
> que estraçalhado ficou juntamente com os dois tendões fortes (HOMERO, *Ilíada*, V: 302-307).

O guerreiro nascido de Anquises e então socorrido por sua mãe, Afrodite, era o troiano Eneias[7], que mais tarde, enfrentando Aquiles, "*uma pedra nas mãos tomou – grande empresa – que dois dos guerreiros de agora mal abalar poderiam; sozinho a atirou, sem trabalho*" (HOMERO, *Ilíada*, XX: 285-287). Aqui mais um exemplo do uso de fórmulas por Homero: são dois heróis dotados de força extraordinária descrita de forma semelhante, porém lutando em exércitos opostos.

Um tópico que fascinava os antigos estudiosos de Homero, a dieta desses heróis parecia consistir predominantemente de carne, enquanto a das comunidades gregas da vida real baseava-se em leguminosas, frutas e vegetais. Na *Ilíada*, ninguém come peixe; na *Odisseia*, foi consumido apenas uma vez, como último recurso para evitar a fome:

> Quando, porém, se acabou tudo que se achava na nave,
> a percorrer a ilha toda se viram forçados, em busca
> de algumas aves e peixes, munidos de anzóis retorcidos.
> (HOMERO, *Odisseia*, II: 329-331).

As pessoas comuns consumiam carne vermelha sobretudo em festivais religiosos, quando animais grandes eram sacrificados e logo consumidos, antes que se estragassem. Ou seja, os heróis comiam todo o dia o que as plateias homéricas saboreavam apenas em ocasiões rituais[8].

Embora nem todos fossem tão engenhosos quanto Ulisses, os heróis eram polivalentes e preparados para atuar em situações muito diversas, incluindo o tratamento dos companheiros feridos em batalha[9]. Eram atletas e, mais importante, pareciam quase totalmente imunes a doenças. Segundo Charles Daremberg, as três únicas descritas nos poemas homéricos foram a peste suscitada por Apolo[10], a loucura (zoantropia) dos companheiros de Ulisses provocada por Circe[11] e a melancolia de Belerofonte[12]. Este, a despeito de suas grandes realizações mitológicas[13], *"se tornara também, pelos deuses odiado, e pelos campos Aleios famosos vagava sozinho, a alma por dentro a roer e fugir do convívio dos homens"* (HOMERO, *Ilíada*, VI: 200-203).

A essas condições patológicas Grmek acrescenta as cifoses dos aqueus Egípcio (HOMERO, *Odisseia*, II: 15) e Euríbates (HOMERO, *Odisseia*, XIX: 246) e as já referidas deformidades de Tersites. Para ele, no entanto, a cegueira é a enfermidade por excelência, tanto nos épicos homéricos como nas tragédias gregas posteriores[14]. Um exemplo é quando as Musas, enfurecidas com as bravatas do bardo trácio Tâmiris, o puniram e *"da vista o privaram, fazendo que das canções se esquecesse"* (HOMERO, *Ilíada*, II: 599-600). Também Ulisses é aconselhado por Circe a procurar o *"tebano Tirésias, cego adivinho, cuja alma os sentidos mantém ainda intactos"* (HOMERO, *Odisseia*, X: 493).

A perda da visão podia ser compensada pelos dons da clarividência, da criação poética e do canto. É o que ocorre ao aedo Demódoco[15]: *"a Musa tira-lhe a vista dos olhos, mas cantos sublimes lhe inspira"* (HOMERO, *Odisseia*, VIII: 64). Durante um banquete oferecido pelo rei dos feácios e sem saber que Ulisses está entre os convivas, o aedo canta os acontecimentos da Guerra de Troia. O herói, então,

> com as mãos fortes o manto de púrpura para a cabeça puxa, encobrindo-a com o fim de esconder as feições majestosas
>
> Envergonhava-se, sim, de que o vissem chorar os Feácios.
>
> Sempre, porém que o divino cantor a canção terminava, ei-lo que o rosto de novo descobre, enxugando-lhe as lágrimas,
>
> e a taça em punho, adornada com alças, aos deuses oferta.
> (HOMERO, *Odisseia*, VIII: 84-89).

Ulisses ouve sua própria história da boca de um aedo cego. De certa forma, ele já havia passado para a posteridade, já havia atravessado o rio do esquecimento, sendo acolhido pela Memória, a deusa Mnemósina. O herói do século XXI não mais se parece com Ulisses: o culto contemporâneo do imediatismo situa-se no exato oposto de inscrever ações de longa duração. Um herói homérico jamais se adequaria às redes sociais, esses meios de desagregação automática da memória. Envaidecidos pela ilusão de aparecer, hoje muitos são absorvidos pela matriz digital. Nenhum herói grego precisa de um site na internet; ele prefere agir a postar. O heroísmo ocidental do século XXI consiste em divulgar sua fraqueza: tão logo postadas, mensagens e imagens são esquecidas[16].

A multiplicidade e a riqueza das expressões usadas por Homero para descrever a função ocular e o sentido da visão são tão notáveis que já foi levantada a hipótese de que ele tenha passado por uma experiência semelhante à de Demódoco, que tem sido considerado um autorretrato do autor de Ilíada e da Odisseia. Há, porém, explicações mais prosaicas para os casos de cegueira adquirida relatados nesses épicos (incluindo o possível, mas nunca comprovado caso do próprio Homero): o tracoma, infecção ocular causada pela bactéria *Chlamydia trachomatis*, desponta como a causa mais provável. Era uma doença comum no Egito desde os tempos faraônicos e estava presente nas áreas costeiras do Mediterrâneo Oriental no século VIII a. C.[14].

De todo modo, seria irreal que doenças infecciosas ou causadas por deficiências nutricionais estivessem ausentes em um acampamento militar durante um cerco tão prolongado como o que ocorreu em Troia. Os heróis homéricos, no entanto, nunca têm cólicas intestinais ou renais; eles nem sequer pegam um resfriado. Um historiador de doenças como Grmek lamenta que considerações estéticas e morais tenham levado Homero a excluir essas informações fundamentais[17]. Também Daremberg já havia observado que dificilmente entraria no plano da Ilíada a imagem de heróis reclinados calmamente em seus leitos, cercados de médicos e tomando poções. O ritmo da ação era tão intenso que nenhum herói teria tempo para um ataque de pneumonia ou diarreia[18].

Longe do campo de batalha da Ilíada, as pessoas reais viviam em condições sanitárias muito diferentes das experimentadas por seus heróis guerreiros. Para começar, havia o grande destruidor da vida, o nascimento. Homero, porém, não encontrou motivos para fornecer detalhes sobre o parto e as condições da vida da mulher ou sobre quaisquer outras enfermidades da população em geral[19]. Estudos de paleopatologia, no entanto, demonstraram a ocorrência de doenças ósseas como fraturas, osteomielites, malformações congênitas, doenças metabólicas e degenerativas em pessoas que viveram na era micênica e em diferentes períodos de formação do épico.

Valiosos como fonte de informação por serem objetivos e dispensarem os benefícios e as desvantagens da linguagem poética, esses estudos tiveram entre seus pioneiros o grande patologista alemão Rudolf Ludwig Carl Virchow (1821 – 1902), criador da assim chamada teoria celular das doenças e considerado o pai da patologia moderna. Também antropologista, arqueologista e etnógrafo, Virchow tornou-se amigo de Heinrich Schliemann (1822 – 1890), empresário alemão e arqueólogo amador que acreditava ter encontrado as ruinas da antiga Troia na cidade turca de Hisarlik. Juntos, visitaram o sítio arqueológico em 1879. Em 1882, Virchow publica seu relato sobre *"Antigos Túmulos e Crânios de Troia"*[20].

Em resumo, mesmo do ponto de vista das primeiras plateias homéricas, a Guerra de Troia pertencia a um passado remoto e os heróis que dela participaram pareciam ser uma raça totalmente à parte. As antigas comunidades gregas ofereciam-lhes sacrifícios em seus túmulos e deles esperavam auxílio e proteção. O culto aos heróis e a poesia épica se desenvolveram em paralelo nos séculos VIII e VII a.C., mas nenhuma comunidade da vida real jamais viveu como os heróis descritos nos poemas homéricos. Os heróis podiam até ser mais fortes e mais próximos dos deuses, porém sob alguns aspectos eram mais primitivos, dados a emoções extremas, não tinham coesão social, tampouco a paciência e a paz necessárias para se dedicar às múltiplas atividades cotidianas, avalia Barbara Graziosi[21]. Como, afinal, definir um herói homérico?

Gregory Nagy lembra que um verdadeiro cataclismo primordial é profetizado na *Ilíada*: Posídon e Apolo juntarão as águas de todos os rios troianos e as soltarão todas de uma só vez com o intuito de destruir o muro que os aqueus haviam construído para sua proteção na planície troiana (HOMERO, *Ilíada*, XII: 17-33). Não restaria qualquer traço do muro nem dos heróis aqueus que o construíram e lutaram para defendê-lo. E a palavra que sinaliza essa visão é *hēmitheoi* (*semideuses*), usada por Homero ao descrever os guerreiros que pereceram, *"uma extirpe de heróis semideuses"* (HOMERO, *Ilíada*, XII: 23). Em nenhum outro lugar na *Ilíada* e na *Odisseia* encontra-se a palavra *hēmitheoi*. Ela pertence não à tradição épica da poesia homérica, mas às tradições poéticas relacionadas à cosmogonia e à antropogonia[22].

De fato, nos *Trabalhos e Dias*, Hesíodo utiliza a palavra *hēmítheoi* para definir a quarta geração, que sucedeu a raça de bronze:

> Mas quando a terra encobriu também essa raça,
> de novo ainda outra, a quarta sobre a terra que muitos nutre,
> Zeus filho de Crono fez, mais justa e valorosa,
> a raça divina dos homens heróis, que são chamados
> *semideuses*, a geração anterior à nossa na terra imensurável.
> (HESÍODO, *Trabalhos e Dias*: 156-160, grifo nosso).

Os heróis homéricos podem, portanto, ser definidos como mortais de um passado remoto, homens ou mulheres dotados de poderes sobre-humanos porque descendem dos próprios deuses imortais. O termo *hēmitheos* (semideus) revela que o potencial heroico era programado por genes divinos, pois havia sempre uma divindade envolvida na árvore genealógica do herói.

Na *Ilíada*, por exemplo, o herói central, Aquiles, é filho de Tétis, uma deusa imortal, cujo casamento forçado com o mortal Peleu precipitou a guerra que estava sendo narrada. Uma vez que Peleu é mortal, Aquiles precisa também ser mortal. Esta norma aplica-se a todos os outros heróis homéricos e a intromissão de um único mortal fará com que todos os descendentes sejam mortais. Assim, todos os heróis são portadores do gene da mortalidade, um gene dominante[23].

Nagy também analisa os principais heróis homéricos a partir de paralelos tipológicos e Aquiles e Ulisses são os dois principais pontos de referência. Essas duas figuras centrais da *Ilíada* e da *Odisseia*, respectivamente, interagem profundamente com a trama desses dois poemas épicos. Aquiles escolheu ativamente uma morte violenta ao invés da vida; optou pela glória (*kleos*) a fim de ser relembrado para sempre. Ele mesmo afirma que

> Tétis, a deusa dos pés argentinos, de quem fui nascido,
> já me falou sobre o dúplice Fado que a Morte há de dar-me:
> se continuar a lutar ao redor da cidade de Troia,
> não voltarei mais à pátria, mas glória hei de ter sempiterna;
> se para casa voltar, para o grato torrão de nascença,
> da fama excelsa hei de ver-me privado, mas vida mui longa
> conseguirei, sem que o termo da Morte mui cedo me alcance
> (HOMERO, *Ilíada*, IX, 410-416).

Aquiles, no entanto, parece ter entendido tarde demais que a vida é mais preciosa que a glória conquistada a qualquer custo. Informado por Tétis que estava em suas mãos escolher entre uma morte gloriosa ou uma vida anônima e pacífica em Ftia, sua terra natal, ele optou pela glória; mas impressiona como, depois, se sentiria miserável. Quando Ulisses o encontra no Hades e elogia sua fama, ele responde com um dilacerante exemplo de remorso existencial:

> Ora não me venha, solerte Odisseu, consolar-me da morte,
> pois preferiria viver empregado em trabalho do campo
> sob um senhor sem recursos, ou mesmo de parcos haveres,
> a dominar deste modo nos mortos aqui consumidos.
> (HOMERO, *Odisseia*, XI: 488-491).

Homem de princípios inflexíveis, não permitia que seus valores fossem desafiados, nem mesmo pelas necessidades desesperadas de seus amigos, que imploraram que ele cedesse apenas o suficiente para salvar seu próprio povo. Em permanente tristeza, nunca se perdoava por ter permitido que Pátroclo, seu amigo mais querido, tomasse seu lugar na batalha e fosse morto. A princípio passiva, sua ira é dirigida não contra o inimigo, mas contra seus próprios companheiros aqueus cujo rei, Agamêmnon, insultou sua honra e rebaixou seu senso de identidade. Após a morte de Pátroclo, porém, sua raiva passa a uma fase ativa – e não apenas em sentido simbólico. Redirecionada contra os troianos, consome o herói em um paroxismo de autodestruição e brutalidade.

A personalidade monolítica de Aquiles é sempre cotejada com a do multifacetado Ulisses. Enquanto aquele alcança sua supremacia épica como guerreiro, este alcança sua supremacia épica de uma maneira alternativa, como um mestre de estratagemas astutos e inteligência ardilosa. "Da mesma maneira como os dois principais heróis da *Ilíada* e da *Odisseia* são complementares, as duas épicas que os centralizam também o são. A completude impressionante dessas duas épicas é evidente mesmo em uma leitura rápida dos textos", assegura Nagy.

A *Odisseia* conta a história do *nostos*, o "retorno", a "volta para casa" do herói. Mais que isso, é um *nostos* para acabar com todos os outros *nostoi*. Ao recontar o regresso de Ulisses, a narrativa atinge um sentido de fechamento de todos os feitos da era heroica, oferecendo uma retrospectiva até mesmo daqueles momentos ausentes na *Ilíada*, como a história do

Cavalo de Madeira. Em outras palavras, a própria *Ilíada* tornar-se-ia um Canto das Sereias se não houvesse a narração exitosa da *Odisseia*. A ideia de *nostos* do herói da *Odisseia* é profundamente ritualística; significa não apenas um "retorno" ou "uma canção sobre o retorno", mas também "um retorno para a luz e para a vida"[24].

São esses dois heróis homéricos que, na avaliação de Robert Marshall e Alan Bleakley, servem de paradigma para os médicos de hoje e não os filhos de Asclépio, Macáon e Podalírio. Aquiles – exemplo supremo do herói de comportamento explosivo que escolhe a glória em vez da vida – retrataria os especialistas. Ulisses – exemplo supremo do herói de comportamento tolerante e que se caracteriza pelo regresso ao lar – seria o modelo dos generalistas.

Os médicos espelhados em Aquiles seriam os cirurgiões da velha escola, confrontadores e propensos a correr riscos. Grandes empreendedores, mesmo quando ainda estudantes conseguem postos importantes, mas têm personalidade perfeccionista e impulsiva. A pressão do trabalho precoce e estressante pode levar a problemas como alcoolismo, consumo de drogas e alterações da saúde mental. Heróis desse tipo podem voar muito perto do sol.

Os médicos que tem Ulisses como modelo são polímatas, clínicos talentosos e até extraordinários. Mas, também podem ser trapaceiros e de comportamento passivo-agressivo. Podem perder o respeito de seus colegas à medida que escalam o mastro escorregadio da gestão para se tornarem diretores clínicos, dirigentes de instituições de ensino e chefes de empresas, aparentemente perdendo sua humanidade ao longo do caminho. Quando "heroísmo" é igual a "liderança", quanto mais alto escalam, mais escândalos podem causar.

Há, porém, uma diferença fundamental entre os médicos e esses dois heróis homéricos. A raiva e teimosia de Aquiles trouxeram calamidade aos gregos e o levaram a um frenesi de brutalidade estúpida no campo de batalha. Ulisses é um herói adaptativo e trapaceiro que em sua longa e tortuosa jornada escapa várias vezes da morte; uma vez em casa, no entanto, ele também concretiza um feroz assassinato em massa dos pretendentes que cortejaram sua esposa Penélope. Assim, ao contrário dos médicos, Aquiles e Ulisses matam por princípios, em vez de, por princípios, salvar vidas[25].

Os dois autores britânicos reconhecem que essas comparações se baseiam em seu conhecimento de médicos do Reino Unido, Estados Unidos e Canadá, embora acreditem que tais comportamentos possam se repetir em médicos de outras nacionalidades[26]. Nisso, aliás, estão cobertos de razão: também no Brasil é possível identificar médicos cujas trajetórias se encaixavam nessa tipologia "heroica". E, justiça seja feita, também assumem que em Homero existem muitos outros heróis, maiores e menores, sendo uma simplificação exagerada reduzir os modelos apenas a Aquiles e Ulisses. Esses paralelos são apenas exemplos de como diferentes pessoas podem agir como esses dois heróis paradigmáticos e em que circunstâncias seus respectivos estilos de vida são ou não bem-sucedidos[27].

Aliás, também os heróis iliádicos "menores" podem ser inspiradores e estariam representados atualmente pelos médicos "soldados de infantaria" que atuam nos serviços de saúde em todo o mundo. Outros exemplos seriam ex-diretores, clínicos e cirurgiões de renome mais circunscrito e cujos retratos revestem as paredes dos auditórios de escolas médicas e associações, sendo suas realizações enaltecidas por confrades, professores e estudantes. A medicina, no entanto, preserva uma longa tradição de reverência a figuras históricas tratadas como heróis "maiores" e com influência muito mais ampla. O inventário é extenso: começa por Hipócrates e Galeno, perpassa séculos e países, até incluir grandes médicos contemporâneos[28].

Como modelo de herói maior em uma época recente, Marshall e Bleakley apontam William Osler (1849-1919), médico canadense que, por suas qualidades de clínico, professor e humanista, tornou-se um verdadeiro mito em todo o mundo. A biografia de Osler, seus famosos aforismos e epônimos não cabem aqui. Serão apresentados apenas e de forma breve algumas de suas realizações e seus conceitos a propósito da formação e prática médicas, tendo como fonte artigo publicado por Hewitt Brownell Wheeler, professor do Departamento de Cirurgia da Faculdade de Medicina da Universidade de Massachusetts.

Osler foi um professor inspirador e seu entusiasmo pelo estudo e ensino da medicina era contagiante. Com apenas 25 anos, em 1874 ele se tornou professor da Faculdade de Medicina McGill, em Montreal, Canadá, onde se graduara. Dez anos mais tarde assumia a cadeira de Clínica Médica na Universidade da Pensilvânia. Em 1889, aos 40 anos, tornou-se professor na recém-criada Faculdade de Medicina Johns Hopkins, em Baltimore, que se tornaria o protótipo das escolas médicas americanas contemporâneas[29]. Seu último cargo acadêmico foi o de *Professor Régio* em Oxford, Inglaterra, para onde se mudou em 1905.

Para Osler a medicina é um aprendizado de uma vida inteira, os anos na escola médica constituiriam apenas uma preparação; foi, portanto, um precursor da educação continuada. Também defendeu ardorosamente que o ensino médico se realizasse à beira dos leitos dos pacientes e não apenas por meio de palestras ministradas em salas de aula; assim, tornou os estudantes e residentes partícipes do cuidado dos doentes. Ele até sugeriu que seu epitáfio fosse simplesmente "*eu ensinei estudantes de medicina nas enfermarias*", já que considerava este o trabalho mais importante e útil que realizara.

Autor de um compêndio clássico de sua época, *Principles and Practice of Medicine*, traduzido para vários idiomas e conhecido no mundo inteiro, Osler considerava os livros menos importantes do que o contato direto com os pacientes. Também recomendava que, além dos conhecimentos técnicos, a formação médica incluísse um amplo conhecimento humanístico. Ele mesmo foi um leitor assíduo e tinha o hábito de nunca ir para a cama sem ler algum livro que valesse a pena por pelo menos trinta minutos. Leu e releu a Bíblia, os clássicos e os filósofos, os livros sobre mitologia e história. Tornou-se um bibliófilo e passou a vida inteira colecionando livros raros, tanto médicos quanto não médicos – e publicando livros a respeito dos mais variados temas, incluindo a história da medicina.

Trabalhador incansável e metódico, Osler passava longas horas nas enfermarias aprendendo os segredos da medicina com seus pacientes. Além disso, atuou como patologista, tendo realizado cerca de 1.000 autópsias – incluindo muitas de seus próprios pacientes – realizadas com a finalidade de compreender melhor as características clinicopatológicas das doenças. Espécimes anatômicos particularmente instrutivos foram cuidadosamente preservados e podem ser vistas até hoje no Museu de Patologia da Faculdade de Medicina McGill.

Osler foi considerado o clínico mais experiente e competente de sua época. Mas, como alguém poderia ser considerado um grande médico no final do século XIX? O que ele poderia realmente fazer por seus pacientes? Ele tinha uma capacidade quase lendária de diagnóstico clínico, mas o arsenal terapêutico de sua época era lamentavelmente ineficaz e limitado. Osler utilizava apenas alguns medicamentos e foi até considerado um niilista terapêutico. E muitos pacientes, incluindo ele próprio, sucumbiram a doenças infecciosas que os médicos hoje curam facilmente com antibióticos.

Foi um grande médico porque dominou a ciência médica de sua época e escreveu extensivamente sobre o que aprendeu. A competência deve certamente ser a principal qualificação de um grande médico, mas por si só ela não é suficiente. Seu lugar na história da medicina não se deve apenas a sua habilidade no diagnóstico ou sua eficiência no tratamento, mas também à profunda personificação da função do médico – e a palavra "humanismo" tem sido frequentemente usada para descrever esse papel.

Humanismo não significa apenas compaixão e vontade de ajudar – é também uma arte de palavras e de atitudes. Como mestre das palavras, Osler se comunicava de maneira calorosa com seus pacientes, que considerava como pessoas únicas. Era capaz de estabelecer vínculos de amizade com seus doentes, em parte porque tinha um interesse genuíno e profundo por eles; em parte, por saber confortá-los e dar-lhes confiança em sua capacidade de melhorar. Além disso, foi, generoso com seu tempo e recursos: quando era um jovem professor na McGill, certa vez ele deu seu próprio sobretudo a um velho doente, embora na época não tivesse dinheiro para substituí-lo.

Osler concebia a medicina como uma arte baseada na ciência e a dominou como poucos jamais fizeram. No processo de cura, valorizou não apenas a base física, mas também a espiritual. Ao corpo do conhecimento técnico ele acrescentou uma alma e denunciaria a arrogância dos que acreditam que somente a prática médica "científica" pode beneficiar o paciente. Não seria gentil com os médicos que denigrem sua profissão e rejeitaria totalmente a concepção de que a medicina é apenas um negócio que vende uma mercadoria um pouco diferente.

Na visão e no exemplo de Osler, a medicina é, por sua natureza, uma profissão heroica. Mais que uma profissão, seria uma vocação: aqueles que a ela se dedicam o fazem porque seriam chamados a ajudar os outros. Os médicos correm o risco de sucumbir às tentações da riqueza e do orgulho. No entanto, a sociedade qualifica como seus verdadeiros heróis aqueles que, sem ceder a objetivos egoístas, se mantem firmes no objetivo de ajudar os doentes da melhor maneira possível. Em suma, Osler é apresentado como o paradigma a ser seguido, o herói que inspira os jovens e dignifica a profissão médica, conclui Wheeler[30].

Essa concepção quase hagiológica da medicina contrasta bastante com a realidade contemporânea. As técnicas diagnósticas e os métodos terapêuticos agora disponíveis surpreenderiam Osler, que também ficaria impressionado pelo fato de o médico de hoje ter uma posição social mais elevada e ser mais bem pago do que em sua época. No entanto, apesar de todas essas conquistas científicas e da melhoria do estatuto social, ele muito provavelmente contemplaria com espanto a atual situação da medicina.

De fato, uma drástica mudança na visão tradicional do médico como herói, quase um semideus, está em pleno curso, alegam Marshall e Bleakley. Os estudantes e os jovens médicos de hoje geralmente pouco sabem sobre os grandes médicos do passado e priorizam valores diferentes daqueles que moldaram as gerações anteriores: entram em greve contra o trabalho injusto, os baixos salários e os cortes nos serviços de saúde; convivem com a ambiguidade e consideram a medicina um trabalho e não uma vocação. Isto não significa que não a levem a sério e não atuem de forma profissional, mas, comumente recusam as antigas tradições.

A era paternalista – caracterizada por médicos veteranos intransigentes, equipes altamente hierárquicas e pacientes passivos – está dando lugar a um mundo no qual as médicas constituem a maioria, as hierarquias estão sendo niveladas e os pacientes estão cada vez mais bem informados. As metáforas marciais também estão sendo cada vez mais contestadas. Surgiram formas de comportamento que contrastam com o arquétipo heroico clássico descaradamente masculino e com a estrutura metafórica da medicina como violência e guerra. Nesse contexto, cabe lembrar que em Homero as heroínas não são atraídas para a órbita da glória (*kleos*). O poder heroico de Helena é o erotismo deslavado, enquanto a fidelidade e a paciência refletem o poder heroico de Penélope[31].

A tradição heroica homérica celebra a masculinidade; no entanto, à medida que mais mulheres do que homens ingressam nos cursos médicos, o arquétipo da heroína ganha novos momentos. O domínio numérico das mulheres tem resultado em importantes mudanças na medicina do século XXI, entre a quais a feminização da cultura médica, a transferência crescente dos centros de poder (em termos de cargos clínicos, gerenciais e acadêmicos seniores) dos homens para as mulheres e o maior acesso aos centros cirúrgicos (embora a cirurgia continue sendo uma especialidade predominantemente masculina). Não menos importante é o efeito dessa mudança de gênero: as pesquisas mostram que as médicas têm, em geral, uma avaliação melhor do que a de seus colegas médicos no que se refere ao lado humano do atendimento ao paciente[32].

Tornou-se difícil considerar os médicos como heróis numa época de padronização geral em que todos devem desempenhar atividades comuns e avaliáveis e quando a colaboração é preferida à competição. Os pacientes, por sua vez, tornaram-se "especialistas" em suas próprias doenças graças à disponibilidade imediata de informação por meio da internet, grupos de apoio e programas televisivos. Assim, colar nos médicos a etiqueta de herói pode ser embaraçoso na medida em que o cuidado dos pacientes é feito em equipe; pelo contrário, todos devem ser igualmente valorizados e uma autonomia exagerada geralmente funciona na contramão do trabalho coletivo. Não que os heróis e heroínas estejam desaparecendo, mas hoje se apresentam de formas novas e radicais. Os novos médicos talvez sejam anti-heróis[33].

Na verdade, os heróis já não são o que foram outrora e, para colocar de maneira simples, talvez nem mais existam. Há uma tendência generalizada de conceituar os tempos atuais com *pós*-alguma coisa, mas em relação ao heroísmo não ocorreu apenas o abandono dos heróis mitológicos do passado. Ao que parece, surgiram condições que têm favorecido tendências culturais de franca hostilidade e, assim, em vez de pós-heroica a época atual apresenta-se melhor definida como anti-heroica, comenta Milly Buonanno, professora emérita na Universidade La Sapienza de Roma.

Aplicado a uma vasta gama de figuras reais ou fictícias, o termo "herói" – assim como "sacrifício", "coragem" e outros termos que gravitam na área semântica do heroísmo – é apenas uma dessas palavras em desuso que só ocasionalmente são evocadas. Um acontecimento precisa ser suficientemente trágico para despertar, em nível mais profundo, as emoções de grande parte da sociedade. É então que expressões caídas em desuso ou que até passaram a ser empregadas em sentido depreciativo reaparecem nos noticiários e no sentimento comum, mesmo que apenas de maneira fugaz. Como geralmente o acontecimento faz parte de uma realidade perturbadora e alarmante envolvendo morte, guerra e luto, em poucos dias os heróis são destinados a deixar o palco midiático e desaparecer nas profundezas indistintas da memória humana.

Algumas das características mais preciosas do heroísmo estão sendo perdidas ou, pelo menos, transmutadas pela cultura popular. Por um lado, o significado do heroísmo tem sido banalizado à medida que é atribuído a comportamentos que, ainda que louváveis, não são em si heroicos – como, por exemplo, fazer o próprio trabalho de forma honesta e meticulosa. Por outro, ser herói não significa, necessariamente, ser uma figura pública, qualquer que seja a profissão ou área de ação, como as atuais celebridades da mídia cuja fama é gerada e nutrida pelos meios de comunicação. Embora pareçam tomar o lugar dos heróis tradicionais em seu papel de exemplos (em especial para os jovens), é óbvio que somente em uma época e cultura anti-heroicas alguém que, por ser apenas famoso, pode ser alçado ao posto de herói e aproveitar-se dos benefícios da fama[34].

O heroísmo tem, felizmente, atraído a atenção de especialistas em diferentes áreas, em especial de psicólogos. Uma ação heroica é definida pelas seguintes características: prestação de serviço a necessitados (seja uma pessoa, grupo ou comunidade, em defesa de ideais socialmente sancionados ou de novos padrões sociais); espontaneidade (mesmo em contextos militares, o heroísmo continua a ser considerado um ato voluntário que vai além das exigências do próprio serviço); reconhecimento de possíveis riscos ou custos (não assumidos cegamente, seja por ignorância ou leviandade imprudente); disposição a aceitar sacrifícios sem esperar recompensas externas. Com base nessas condições, doze subtipos heroicos foram caracterizados, incluindo de militares e outros profissionais sujeitos, por ofício, a riscos físicos, até santos, mártires, bons samaritanos, grandes descobridores científicos, exploradores e delatores[35].

O heroísmo com essas características é estranho a Homero. Embora muitos de seus personagens admitam que a amizade, a piedade e a justiça devem ser exercidas, na prática há poucas expressões dessas virtudes, em geral superadas por motivações egoístas e ambíguas. A reação de Aquiles à morte de Pátroclo é um exemplo dessa ambiguidade. Lamenta profundamente a perda do amigo, mas é movido pelo desejo de vingança. Sente culpa e vergonha e quer contrabalançá-las, tanto de forma negativa (por seu desejo de morrer) como positiva (por seu desejo de conquistar a glória, voltando a lutar em defesa dos seus camaradas). Assim, o incentivo egoísta à honra pessoal pode determinar um comportamento aparentemente altruísta e generoso. Seria algo realmente extraordinário a *Ilíada* apresentar um exemplo de generosidade totalmente desinteressada[36].

O antigo herói grego, no entanto, permanece alojado em nossas mentes como um arquétipo cultural, teorizam Robert Marshall e Alan Bleakley. Nossas vidas são alternadamente épicas e trágicas à medida que são tocadas pela doença. A medicina, em resposta, molda as identidades dos médicos como respostas ao épico e ao trágico. Os épicos de Homero, infelizmente, não são lidos pela maioria de nós. Os manuais de ciência os substituem, oferecendo relatos literais despojados de poesia, metáfora e qualidade. A medicina precisa da ciência, que pode ser inspiradora e de grande beleza. Mas também precisa de humanidade, imaginação e consciência moral[37].

Portadores do gene da mortalidade, os heróis homéricos cedo ou tarde enfrentavam a finitude. Tanto é assim que, em resposta à pergunta de Diomedes referida no início deste ensaio, Homero põe na boca de Glauco as seguintes palavras:

> [...] por que queres saber a minha ascendência?
> As gerações dos mortais assemelham-se às folhas das árvores,
> que, umas, os ventos atiram no solo, sem vida; outras, brotam
> na primavera, de novo, por toda a floresta viçosa.
> Desparecem ou nascem os homens da mesma maneira.
> (HOMERO, Ilíada, VI: 145-149).

A vida heroica sobrevive e sempre se renova, escreve Buonanno. É prerrogativa de pessoas que nos mais diversos campos de ação e expressão – nas ciências e artes, no ensino, na defesa da lei e da ordem, nos esportes e nas religiões – organizam sua existência de acordo com os princípios de fato heroicos da ética. Pessoas que valorizam o sacrifício, a disciplina, a dedicação a uma causa ou missão e são capazes de enfrentar provas árduas (embora não necessariamente fatais), incluindo a desaprovação e a hostilidade de uma cultura predominantemente anti-heroica[34].

É, assim, impossível negar o heroísmo de médicos, médicas, enfermeiros, enfermeiras e outros profissionais da saúde que atuam em zonas de conflito, tanto nas guerras abertamente declaradas que hoje se desenrolam em várias partes do mundo como nas provocadas pela violência urbana e que sobrecarregam os serviços de urgência das cidades brasileiras. São heróis também aqueles que cuidam dos afetados pelas grandes epidemias, seja hoje ou no passado remoto, como ocorreu quando a peste se abateu sobre Troia, Tebas e Atenas.

ENTRE MORTOS E FERIDOS

As mortes são frequentes nas obras de Homero, e na imensa maioria dos casos, resultam de ferimentos de combate. A história de Ulisses inclui o massacre dos pretendentes no Canto XXII da *Odisseia*, mas do ponto de vista médico são descrições relativamente sumárias e estereotipadas. Em contraste, a *Ilíada* descreve com notável precisão anatômica – e não sem algum deleite, – numerosos ferimentos fatais sofridos pelos guerreiros que lutavam diante das muralhas de Troia.

E nada poderia ser mais tentador para um médico moderno do que interpretar o épico literalmente, considerar essas descrições como relatos cirúrgicos e a partir deles compilar dados estatísticos. É necessário, porém, ter em mente que a *Ilíada* não é um relato pormenorizado das condições cirúrgicas em uma determinada era. A análise estatística tem suas limitações e pode originar dados irreais; na verdade, ela é aplicável ao discurso poético apenas por analogia, comenta Drazen Grmek[1].

Em 1865, Charles Daremberg foi o primeiro a vasculhar a *Ilíada* para estabelecer, com prudente moderação, a distribuição numérica das feridas nas diversas regiões do corpo. Começa por classificá-las em duas categorias: as perfurantes, feitas com espada, lança e flecha, podendo ser superficiais ou profundas; e as contusas, em geral resultantes de golpes com pedras que os heróis arremessavam com as mãos ou com uma funda.

Conta e descreve com mais ou menos detalhes 141 feridas assim distribuídas: 47 na cabeça e pescoço (incluindo duas decapitações); 31 na região torácica (incluindo uma no coração); 23 na região abdominal (sendo quatro no fígado); 27 nos membros superiores e na região escapulo-clavicular (com duas amputações); 10, nos membros inferiores e quadris; e três na região glútea. Além dessas feridas, algumas bastante complexas, há outras sobre as quais Homero não dá maiores informações sobre o tipo e a localização, sendo excluídas por Daremberg[2].

Em sua obra sobre a medicina militar de Homero publicada em 1879, Herman Frölich inclui tanto a região anatômica como a arma usada e o resultado de cada ferimento. E pela primeira vez nos estudos das feridas da *Ilíada*, expôs seus resultados em tabela que, por seu ineditismo e capacidade de síntese, merece ser aqui reproduzida (**Tabela 1**).

Tabela 1. Feridas da *Ilíada*, de acordo com a região anatômica, arma e resultados*

Região	Resultado	Pedra	Espada	Lança	Flecha	Total
Cabeça	Fatal	4	8	17	2	31
	Não Fatal	0	0	0	0	0
	Duvidoso	0	0	0	0	0
Pescoço	Fatal	1	4	8	0	13
	Não Fatal	0	0	1	0	1
	Duvidoso	1	0	0	1	2
Tronco	Fatal	1	4	59	3	67
	Não Fatal	1	0	5	3	9
	Duvidoso	0	0	3	0	3
Membros superiores	Fatal	1	1	0	0	2
	Não Fatal	0	0	6	1	7
	Duvidoso	0	0	1	0	1
Membros inferiores	Fatal	1	0	0	0	1
	Não Fatal	2	0	3	2	7
	Duvidoso	0	0	3	0	3
Total		12	17	106	12	147

*Reproduzida de Frölich, 1879, p. 58.

Frölich contabilizou 147 lesões, sendo 79 (53,74%) no tronco, 31 (21,08%) na cabeça, 16 (10,88%), no pescoço, 11 (7,48%) nos membros inferiores e 10 (6,8%) nos membros superiores. A maioria das lesões foi fatal (114 ou 77,55%). A maior mortalidade foi causada por lesões na cabeça (100%), tronco (84,81%) e pescoço (81,25%). As lesões dos membros tiveram prognósticos melhores, com mortalidade de 1,75% nos superiores e de 0,87% nos inferiores. Os ferimentos em sua maioria foram causados por lança (72,12%), seguidos daqueles acarretados por espada (11,56%), flecha (8,16%) e pedras (8,16%).

Em número de vítimas, a lança foi a arma mais importante; mas, quando se computam os ferimentos letais, a espada constituiu a mais terrível das armas arcaicas: na *Ilíada*, ninguém ferido por uma espada sobrevive. A letalidade foi menos evidente quando o ferimento foi causado por lança ou por pedras. Por fim, o arco deixa o guerreiro com uma boa chance de sobreviver: aproximadamente um herói em cada dois atingidos por uma flecha escapa com vida[3].

Há várias inconsistências no trabalho de Frölich, como aponta Kenneth B. Saunders em artigo publicado em 2004. Na opinião desse professor emérito do Departamento de Fisiologia da Universidade de Londres, uma descrição completa de um ferimento homérico deve incluir cinco elementos: o nome do atacante; o nome da vítima; o tipo da arma; o verbo que expressa "golpear" — que distingue, por exemplo, as feridas provocadas por lança e as produzidas por dardo; e, por fim, o local do ferimento. Para Frölich, os dois primeiros eram desnecessários e o quarto foi ignorado. Os dardos (ou lanças de arremesso, mais curtos e leves) e as lanças propriamente ditas, no entanto, eram armas radicalmente diferentes e produziam ferimentos também diferentes.

No estudo de Frölich, todos os ferimentos na cabeça foram fatais, o que não seria realista. Os soldados em batalha podem sofrer traumas cranianos, mas, a menos que ocorram lesões ósseas ou cerebrais graves, eles se recuperam. Estudos arqueológicos mostram que ocorre neoformação óssea em torno de ferimentos penetrantes do crânio, uma indicação de que a vítima sobreviveu; além disso, trepanações eram realizadas na Idade do Bronze. Frölich também considerou os ferimentos nos ombros e quadris como pertencentes ao tronco, o que explicaria não haver nenhum ferimento fatal causado pela lança nos membros superiores, em contraste com sete casos encontrados na revisão de Saunders[4].

Em 1981, Robert Garland, filologista e historiador britânico, publica um artigo em que contabiliza duzentas e quarenta motes na *Ilíada* — 188 de troianos e 52 de gregos. A pior carnificina ocorre nos Cantos V, XI e XVI, com 38, 36 e 39 mortes, respectivamente. O estudo não é exatamente a respeito das feridas, mas de suas consequências: seu foco está em desvendar como Homero pensa a morte e como o poeta usa metáforas e fórmulas para descrevê-la. Em compensação, fornece em um longo apêndice a lista dos guerreiros mortos e todas as passagens utilizadas na sua análise[5].

Em 1999, o classicista norte-americano James V. Morrison divulga um artigo em que, como Garland, faz uma análise linguística da morte na *Ilíada*. Também inclui um apêndice, muito mais curto e desta vez com uma lista da localização anatômica de noventa e nove feridas fatais: 35 na cabeça e pescoço; 60 no tronco e membros superiores; e quatro nos membros inferiores. A cada um desses casos o autor acrescenta uma nota contendo os versos correspondentes e o verbo grego empregado por Homero para indicar a morte do combatente[6]. Infelizmente, esses dois artigos estão em grande parte restritos ao uso dos classicistas, uma vez que os versos iliádicos não foram traduzidos do grego.

O interesse relativamente baixo no estudo quantitativo das feridas iliádicas foi contrabalançado por uma série de publicações mais recentes feitas não por especialistas em literatura clássica, mas por médicos, em sua grande maioria, gregos. Versam sobre temas específicos como, por exemplo, a limitada capacidade protetora dos capacetes[7] e a topografia das lesões (feridas cefálicas[8], torácicas[9], musculoesqueléticas[10], pélvicas e extremidade inferiores[11]) ou sobre as feridas em geral[12-14]. Nenhum desses artigos mudou de forma essencial os resultados de Daremberg e Frölich.

No entanto, em 2021, Maria Chicco e Giovanni Tebala, do Departamento de Cirurgia da Universidade de Oxford, publicaram um artigo com uma metodologia inédita nos estudos estatísticos das feridas iliádicas: a avaliação dos índices de gravidade por meio do *New Injury Severity Score* (NISS) ou Novo Índice de Gravidade de Lesão. Essa metodologia, introduzida na prática clínica nos anos 1970 com o objetivo de melhorar a qualidade dos estudos epidemiológicos sobre os traumas e suas consequências, ainda não é uniforme e diferentes dados são recolhidos por diferentes registos.

Excluídas as lesões provocadas por deuses e deusas, os autores identificaram 148 traumas, 109 (73,64%) comprometendo os troianos contra apenas 39 (26,35%) afetando os gregos, uma diferença estatisticamente significativa. Dos ferimentos sofridos pelos troianos, 72,5% foram causados por lança, em comparação com 66,7% dos ferimentos dos gregos. Ao contrário, os ferimentos por flechas foram muito mais frequentes entre estes do que nos troianos (17,9% e 4,6%). Os troianos sofreram mais lesões no tronco, enquanto os aqueus receberam mais lesões nos membros e áreas superficiais. Em ambos os exércitos, a cabeça e o pescoço foram as regiões anatômicas mais frequentemente afetadas.

Lesões contusas, penetrantes e multissistêmicas foram distribuídas igualmente entre os dois grupos. A grande maioria das lesões foi fatal e a mortalidade geral foi de 84,5% (125/148). A morte foi, em geral, imediata. A mortalidade foi significativamente maior entre os troianos do que entre os gregos (90,8% vs. 61,5%). O escore NISS pôde ser calculado em 145 casos, enquanto em três casos não havia informação sobre o mecanismo da lesão; no entanto, foi significativamente maior no exército troiano (mediana: 25 vs. 16). A estratificação do escore em leve, moderado e grave mostrou uma prevalência significativamente maior de casos moderados e graves nos troianos em relação aos aqueus.

O número de baixas relatadas (148) foi surpreendentemente baixo em relação à duração da guerra (10 anos), mas a *Ilíada* abrange apenas um período de cinquenta e dois dias no último ano do conflito, sendo possível que Homero tenha selecionado apenas os traumas envolvendo os heróis mais importantes de ambos os lados.

A maioria das baixas se deu entre os troianos, provavelmente refletindo o domínio do exército aqueu em termos de quantidade, potência e técnicas militares. A frequência de mortes súbitas na *Ilíada* pode ser uma convenção poética para aumentar o efeito dramático e manter o ritmo narrativo. De qualquer modo, embora a *Ilíada* aponte a superioridade militar do exército aqueu, carece ainda de explicação o fato de que a vitória só pôde ser obtida com o estratagema do Cavalo de Madeira utilizado por Ulisses[15].

Aqui reaparece a questão da imparcialidade de Homero, já abordada anteriormente[16]. A esse respeito, Tamara Neal, professora de Grego Antigo no Departamento de Clássicos e História Antiga da Universidade de Sidney, dedica um longo capítulo de seu livro sobre os heróis feridos na *Ilíada* para demonstrar que Homero tende a retratar os gregos de uma forma mais favorável do que os seus homólogos troianos[17].

Os defensores de Troia são vítimas dos ferimentos mais pavorosos e explícitos, incluindo ferimentos nas costas, indicativos de covardia. Em contraste, os heróis aqueus revelam autocontrole, força e capacidade de resistência superiores. Existem exceções individuais, mas os aqueus, como grupo, superam os troianos.

Também se mostram mais fortes, mais resilientes e mais corajosos. Raramente revelam sinais de desconforto físico, a não ser quando são forçados a desistir da luta. São capazes de avaliar a gravidade se suas próprias feridas e asseguram aos companheiros a natureza superficial da lesão. Os troianos avaliam as suas feridas sempre de forma negativa e expressam o seu desconforto gemendo, queixando-se, desmaiando e exigindo assistência para abandonar o campo de batalha. Até o grande Heitor geme, desmaia e é retirado do campo de batalha ao ser ferido por Ajax, como logo se verá.

A superioridade aqueia é igualmente evidente no tratamento das feridas: os gregos recebem ou autoadministram mais cuidados do que os troianos. Um exemplo em que o próprio guerreiro remove a arma que o feriu é quando Ulisses puxa a lança arremessada pelo troiano Soco, *"que o preclaro guerreiro retira. Jorra-lhe sangue ao puxá-la; de dor sente o peito afligir-se"* (HOMERO, Ilíada, XI: 457-458). Por um lado, esta é uma ação realista, pois tentar remover a lança seria a reação espontânea da maioria dos homens, mas, por outro, também exemplifica um comportamento heroico.

Até mesmo a assistência dos deuses difere entre eles; sem essa ajuda os troianos parecem incapazes de continuar a lutar, enquanto a ajuda recebida pelos aqueus é de natureza totalmente diferente. Estes, independentemente da localização ou da gravidade dos ferimentos, não precisam da "ressuscitação" divina, o que indica sua invulnerabilidade. A superioridade dos aqueus no que se refere às feridas é particularmente clara no Canto XI: apesar da humilhação que os gregos sofrem como grupo durante a ausência de Aquiles, Homero preserva a honra individual de cada herói.

Seja como for, explicar as feridas da *Ilíada* não tem sido uma tarefa simples e algumas explicações são mais bizarras do que as próprias feridas, sentencia Saunders. Entretanto, quando um alto padrão de conhecimento anatômico ou fisiológico é aplicado, algumas feridas que pareciam problemáticas tornam-se verossímeis e outras, consideradas de fácil explicação, tornam-se fantasiosas.

Além disso, as lutas na *Ilíada* são estilizadas: Homero recorre ao uso de fórmulas e cenas típicas para descrever os lançamentos de lança, os golpes, os ferimentos e as mortes. Essas formas de estilização da linguagem nem sempre se ajustam e o resultado pode levar a uma incompatibilidade entre a ferida e a arma. Assim, a ser transmitida oralmente ao longo de gerações uma cena estranha, incomum ou extraordinária pode tornar-se exagerada ou menos realista[18]. A seguir, algumas das mais famosas feridas descritas na *Ilíada* e analisadas por Saunders.

A cena em que uma lança transfixa o coração e balança por um tempo no ritmo do pulso do guerreiro moribundo é o melhor exemplo de uma ferida que parece irreal, mas que tem explicação relativamente fácil. É narrada na morte de Alcátoo, quando

> Idomeneu, lacerando-lhe a bela armadura de bronze
> que tantas vezes o havia livrado da morte, mas que ora
> um ruído seco soltou ao redor da hasta aênea quebrada.
> Com grande estrondo caiu, pois a lança se achava fixada
> no coração que, a bater ainda um pouco, oscilar a fazia,
> té que Ares forte, por fim, fez que a força impetuosa perdesse.
> (HOMERO, *Ilíada*, XIII: 439-444).

Para Saunders, a fisiopatologia dessa lesão é clara. O coração é capaz de mover uma lança que provoque uma incisão nas camadas externas do músculo cardíaco. Aliás, ele descreve – e inclui uma foto de – um caso de um jovem que teve uma grande faca cravada na parede anterior do tórax, penetrando até a coluna. A faca transfixava o pericárdio e movia-se de acordo com o ciclo cardíaco. O paciente deixou o hospital após quatro dias[18]. Teve mais sorte do que Alcátoo.

Entre as feridas consideradas problemáticas está a que Antíloco, filho do velho Nestor, provoca em Tóone:

> Tóone volta-se e tenta fugir; mas Antíloco, ao vê-lo
> já pelas costas, de um salto o feriu, cerceando-lhe a veia
> que todo o dorso percorre, chegando até o alto da nuca.
> Corta-a de todo; ao recuar, o guerreiro, perdendo o equilíbrio, tomba de costa na poeira, a estender para os sócios os braços. (HOMERO, *Ilíada*, XIII: 545-549).

Não existe tal veia. O vaso sanguíneo descrito nesses versos não corresponde à aorta nem à veia cava, pois ambas se localizam imediatamente à frente da coluna vertebral e, assim, estão protegidas de uma lesão provocada por trás da vítima. O único grande vaso cervical é a veia jugular interna, que corre mais superficial e anteriormente. Uma lesão na jugular causaria um sangramento sério, mas não torrencial – nem acarretaria um resultado espetacular.

Uma lesão medular ao nível do quinto segmento cervical seria uma hipótese alternativa. Mas a medula espinhal é uma estrutura sólida cercada por escasso líquido cefalorraquidiano que não poderia jorrar como sangue. Esse ferimento se torna ainda mais problemático pela rara omissão de Homero em especificar a arma utilizada. Isso acontece quatro vezes em setenta e seis ataques descritos do Canto XIII ao XVI[18].

Há duas feridas que, pelos resultados semelhantes, Saunders analisa em conjunto. A primeira é provocada por Menelau que *"desnudou logo a espada de cravos de prata"* e mata Pisandro:

> [...] o marido de Helena lhe alcança
> no alto, o nariz, cujos ossos, partindo-se estralam; na poeira
> caem-lhe os olhos, sangrando, bem perto dos pés. A estorcer-se
> tomba o guerreiro. Calcando-lhe o peito com o pé Menelau
> as belas armas lhe tira. (HOMERO, *Ilíada*, XIII: 615-619).

A segunda é a quando Pátroclo, usando as armas de Aquiles, provoca a morte de Cébrion, um dos numerosos filhos de Príamo e condutor do carro de Heitor:

> Pátroclo, ao vê-lo, do carro saltou para o chão, na sinistra
> a hasta brilhante vibrava; e colhendo com a destra uma pedra
> branca e pontuda, que mal lhe cabia na mão vigorosa,
> pós afirmar-se, a jogou. Muito tempo sem alvo não fica
> nem foi baldado seu tiro: o projétil bateu no cocheiro
> do ínclito Heitor, que os corcéis dirigia, e filho bastardo
> era de Príamo. Na testa o atingiu o ângulo projétil.
> A sobrancelha arrancou-lhe, sem que nem os ossos ao menos
> o detivessem; na poeira caíram-lhe os olhos sangrentos,
> juntos dos pés. Vem abaixo do carro elegante o guerreiro.
> (HOMERO, *Ilíada*, XVI: 733-742).

Homero parece acreditar que os globos oculares são retidos apenas pelas estruturas ósseas da cavidade orbitária, que, quando estilhaçadas, permitiriam que eles tombassem. O olho, entretanto, está ligado à cavidade orbitária por seis músculos extraoculares e ao cérebro pelo nervo óptico. É quase impossível que todas essas estruturas sejam seccionadas bilateral e simultaneamente por um único golpe de espada ou de pedra.

A luxação do globo ocular pode ocorrer quando há deslocamento do olho para frente, de modo que as pálpebras não se fechem. Um grande trauma na lateral da face, não na região frontal, pode danificar a órbita e empurrar o olho para fora e para frente, mas, claro, unilateralmente. Nas fraturas orbitárias provocadas um golpe frontal, o globo ocular desloca-se para dentro, não para fora. Assim, essas duas feridas estranhas e, portanto, inesquecíveis, foram exageradas na transmissão oral e depois levadas pela configuração formular a uma curiosa forma final. Homero podia estar imaginando um trauma heroico que faz os olhos caírem ao chão, um exagero melodramático, mas não necessariamente ridículo[18].

Uma lesão famosa é quando Ájax Telemônio, o Grande Ájax, o herói grego que se suicidaria[19], golpeia Heitor com uma grande pedra, daquelas enormes pedras que apenas os heróis poderiam levantar:

> O grande Ajaz [Ájax], enquanto ele recuava, atirou-lhe uma pedra,
> das numerosas que havia no campo e serviam de calço
> para os navios. Soerguendo-a de junto dos pés, acertou-lhe
> sob o pescoço, no peito, por cima da borda do escudo,
> o que o obrigou a rodar como um pião, sem poder dominar-se. (HOMERO, *Ilíada*, XIV: 409-413).

Os companheiros de Heitor o resgatam e tentam levá-lo para Troia:

> Para a cidade, gemente, os cavalos, depressa, o levaram.
> Mas, quando o vau alcançaram do rio de bela corrente,
> o divo Xanto revolto, que Zeus sempiterno gerara,
> logo do carro o tiraram e o rosto com água lhe aspergem.
> Recuperou, presto, Heitor, os espíritos; olha à sua volta
> e, sobre os joelhos alçando-se, vômito negro expeliu.
> Volta a cair, ressupino, no solo, cobrindo-lhe os olhos
> noite pesada, porque a alma ainda o golpe violento a oprimia. (HOMERO, *Ilíada*, XIV: 432-439).

Não está clara a origem do vômito negro expelido por Heitor. Um trauma na parede anterossuperior do tórax que não acarrete colapso da caixa torácica óssea – o que não parece ter ocorrido – está muito distante de qualquer vaso sanguíneo importante e, em particular, muito distante do trato gastrointestinal e mesmo do esôfago intratorácico. A explicação mais simples é que o trauma tenha provocado sangramento pulmonar, com ou sem fraturas das costelas. Nessa situação, o sangue costuma ser expelido pela boca, configurando, em termos modernos, uma hemoptise.

Embora menos provável, outro diagnótico tecnicamente possível seria um pneumotórax traumático, que também pode causar hemoptise. Não há, porém, nenhuma razão para que alguém atingido na parte anterior do tórax perca a consciência. Faz mais sentido presumir que Heitor ficou apenas atordoado, mas não inconsciente, até que seus amigos lhe aspergissem água fria do rio Xanto (ou Escamandro), como se faz hoje em circunstâncias semelhantes. Heitor se recupera, *"sobre os joelhos alçando-se"*. Esta posição impede o retorno venoso do sangue das pernas para o coração e agora ele sem dúvida desmaia e cai ao chão novamente, *"cobrindo-lhes os olhos noite pesada"*[18].

Há, no entanto, um detalhe digno de atenção: estranha e aparentemente inócua, a localização dessa lesão, logo acima da clavícula, parece um prenúncio do golpe que mais tarde provocaria a morte do próprio Heitor. De fato, Aquiles

> [...] fatal dano procura,
> investigando no corpo donoso um lugar descoberto.
> Todos os membros, porém, envolvidos se achavam na bela
> e refulgente armadura espoliada de Pátroclo exímio.
> Via-se, apenas, a parte em que do ombro separa a clavícula
> o tenro colo, a garganta, onde o ataque é funesto para a alma.
> Quando contra ele avança, o Pelida, aí, lhe enterra a haste longa,
> atravessando-lhe a ponta de bronze o pescoço macio.
> Deixa-lhe intacta a faringe, contudo, a arma longa de freixo,
> para que a Heitor ainda fosse possível falar ao imigo.
> (HOMERO, *Ilíada*: XXII: 320-329).

Aqui está um exemplo de cenas típicas, mas com vocabulário levemente modificado e resultados muito diferentes. De qualquer forma, essas duas cenas são tão decisivas que o leitor (talvez não o ouvinte) não pode deixar de perceber a conexão entre elas[18].

Uma lesão letal de explicação relativamente simples é a que o aqueu Meríones provoca em Adamante:

> Para os consórcios recua Adamante, escapando da morte;
> mas, nesse instante, entre o pube e o umbigo, seguindo-o, Meríones
> a hasta pontudo atirou-lhe, a região, por sem dúvida, em que Ares
> com dores mais excruciantes atinge os mortais infelizes.
> Aí a hasta longa lhe enterra; seguindo-a, o guerreiro estorceu-se. (HOMERO, *Ilíada*: XIII: 566- 570).

A ferida localiza-se na parte inferior do abdome, na região hipogástrica, uma ferida capaz de gerar *"dores mais excruciantes"*, semelhantes às provocadas pelo deus grego da guerra. É possível que Adamante tenha sido empalado pela lança e estorceu-se ou desabou sobre ela.

Outra interpretação seria que Meríones teria arrastado a lança que estava presa ao abdômen de Adamante, uma cena sem dúvida desagradável. Meríones, aliás, é um especialista em provocar feridas esteticamente desagradáveis. Ele também persegue e mata o troiano Harpálion:

> Mas, perseguindo-o, Meríones joga-lhe a seta de bronze,
> pela direita, em a nádega; a seta a bexiga perpassa,
> indo sair do outo lado, na frente, por baixo do pube.
> No mesmo instante sentou-se e, nos braços dos sócios derreado,
> a alma expirou, como verme ficando estendido na terra.
> Corre-lhe o sangue de cor anegrada, banhado o chão duro. (HOMERO, *Ilíada*, XIII: 650-655).

Embora não omita os detalhes que poderiam soar como inadequados para ouvidos delicados, Homero de certo modo aborda as lesões dos guerreiros sob uma perspectiva poética: seus heróis feridos ou morrem imediatamente ou após tratamento muito simples – e até sem serem tratados – retornam à luta tão vigorosos quanto antes[19]. Heitor volta a lutar como um leão mesmo após receber a concussão torácica que o fez vomitar sangue de desmaiar, como acima relatado. Agamêmnon, Ulisses e Diomedes participaram ativamente dos jogos fúnebres em honra de Pátroclo, embora tenham sido todos feridos no dia anterior.

Os feridos podiam estar em estado de choque traumático, mas nunca têm febre; os cortes sangram, mas nunca inflamam; os tecidos podem estar dilacerados ou esmagados, mas nunca supuram. Essas distorções da realidade reforçam o desenho poético e fluem da própria natureza da narrativa épica, que não tolera personagens inativos em cena. A vida heroica é inconcebível na ausência de completude fisiológica. A morte no campo de batalha no auge da vida é gloriosa; a decadência lenta é o seu oposto vergonhoso. Mesmo em segundo plano, as doenças crônicas seriam incongruentes neste mundo imaginário[20].

Homero demarcou a duração de seu enredo em apenas alguns dias: por um lado, seria irreal se nenhum de seus personagens principais fosse ferido; por outro, eles precisavam voltar à ação quase imediatamente após serem lesionados. Na realidade, a recuperação de algumas lesões levaria pelo menos semanas. Assim, a feridas devem ser ou triviais ou milagrosamente curadas. Homero, no entanto, evita milagres sempre que possível e a cura maravilhosa é um preço a pagar pela rapidez de seu estilo narrativo[18].

De todo modo, Homero deixa transparecer um excelente conhecimento dos pontos vulneráveis do corpo humano, da localização anatômica dos principais órgãos e das consequências mais prováveis das lesões para cada um deles. Os homens morrem caindo para trás ou para frente, rígidos ou flácidos, ofegantes ou gritando, mas quase sempre de uma forma compatível com a que um médico moderno poderia prever, dada a localização da ferida[21].

Ele, porém, nem sempre é muito claro e se vale de diferentes formas para dizer que um guerreiro morreu. Além de utilizar verbos que significam *matar* ou *morrer*; também invoca Tânatos, a personificação da morte, ou diz que a vítima está destinada a Hades ou ao Érebo[22]. Em alguns casos a ferida é de tal gravidade que a morte é inequívoca (por decapitação, por exemplo) ou considerada como certa. Nesta categoria estão as feridas na cabeça nas quais os ossos do crânio e/ou o cérebro são gravemente danificados; as feridas abdominais com evisceração ou com transfixação do fígado e as transfixantes do tronco ou pescoço. Existem, também, situações em que a morte não se baseia em evidências clínicas: quando um combatente é despojado de suas armas e seu corpo não foi resgatado por seus companheiros de batalha, assume-se que está morto[18].

A decapitação, ameaçada várias vezes, foi concretizada apenas em duas ocasiões, sendo descrita com detalhes anatômicos surpreendentes[23].

Uma delas foi quando a lança arremessada por Ájax atinge o troiano Arquéloco:

> O bronze o atinge no ponto em que se une o pescoço à cabeça,
> na última vértebra, os dois ligamentos ali seccionando,
> de forma tal que, primeiro que as coxas do herói e os joelhos,
> a testa, a boca e o nariz, ao tombar, no chão duro tocaram.
> (HOMERO, *Ilíada*, XIV: 465-468).

A outra ocasião revela o caráter impiedoso que a Guerra de Troia assume ao recusar fazer prisioneiros. Diomedes mata o espião troiano Dólon, que estava de joelhos diante dele em gesto impressionante de súplica. Mas,

> [...] a espada arrancando, Diomedes o fere,
> violentamente, no colo, cortando-lhe os dois tendões fortes:
> ainda a falar, a cabeça do Teucro rolou na poeira. (HOMERO, *Ilíada*, X: 455-457).

Há, também, traumas que não ocorrem no curso das batalhas. Um deles aconteceu em uma luta de boxe durante os jogos fúnebres em honra de Pátroclo promovidos por Aquiles e descritos no Canto XXIII. Foi quando

> [...] Epeio divino acomete
> o contendor, que o marcava, atingindo-lhe o queixo: falsearam-lhe
> os fortes membros, não mais conseguindo de pé conservar-se. (HOMERO, *Ilíada*, XXIII: 689-691).

O contendor era Euríalo, cujos amigos

> [...] do recinto o retiram; os pés a arrastar no chão duro,
> ei-lo a cuspir sangue vivo, pendendo-lhe ao lado a cabeça.
> (HOMERO, *Ilíada*, XXIII: 696-697).

Ao que parece, o boxe era particularmente brutal na *Ilíada*, mas cabe lembrar que o atletismo grego do mundo homérico tem pouco ou nada a ver com a atividade esportiva tal como hoje é entendida e praticada. As competições atléticas, embora fossem por vezes realizadas com finalidade recreativa, em geral ocorriam em funerais e os jogos em honra de Pátroclo são o protótipo uma longa tradição da literatura épica[24].

Outro ferimento longe do campo de batalha se deu quando Ulisses foi mordido acima do joelho por um javali enquanto caçava no Monte Parnaso. Seus companheiros,

> [...] os caros filhos de Autólico vieram cercá-lo, afanados,
> e do divino Odisseu, o impecável herói a ferida
> com bem perícia amarraram, fazendo que o sangue parasse
> com esconjuros, levando-o, depois, para a casa de Autólico.
> (HOMERO, *Odisseia*, XIX: 455-458).

Os filhos de Autólico não eram médicos, mas trataram a ferida de duas formas: ataram-na *"com perícia"* e lançaram *"esconjuros"* sobre ela. Não ficou claro como e com que material ataram a ferida, mas a perícia humana e as súplicas às intervenções divinas não eram mutuamente exclusivas e em momentos de crise os antigos médicos gregos recorriam a ambas, escreve Robin Lane Fox[25]. Ainda hoje não se contrapõem, tanto que estudos têm demonstrado que a espiritualidade e religiosidade – duas dimensões humanas não necessariamente equivalentes –, quando encaradas de maneira positiva, trazem benéficos tanto para a qualidade de vida como para o cuidado da pessoa doente.

Aliás, o ferimento de Ulisses teve uma boa evolução: foi pela cicatriz por ele produzida que ao regressar a Ática o herói foi reconhecido por Euricleia, sua velha criada. Ela lhe banhava os pés e, então,

> [...] toca no queixo do divo Odisseu e lhe diz o seguinte:
> "És Odisseu, caro filho, não tenho mais dúvida: nunca
> foi possível sabe-lo, sem que em meu senhor eu tocasse".
> (HOMERO, *Odisseia*, XIX: 473-475).

Foi na planície diante de Troia, no entanto, que os heróis, em sua imensa maioria, foram feridos. E como acontece em todas as guerras, era necessário removê-los do campo de batalha a fim de receberem atendimento médico. Por duas vezes os aqueus Alástor e Mecisteu desempenharam essa função, razão pela qual são vistos como arquétipos dos atuais paramédicos[12]. Na primeira ocasião,

> [...] dois companheiros diletos, então, logo a Teucro apararam,
> o divo Alástor e o filho de Equio, o viril Mecisteu,
> que para as côncavas naves o levam, gemente e ofegante.
> (HOMERO, *Ilíada*, VIII: 332-334).

Em um exemplo do uso de cenas típicas, Homero repete literalmente a ação, mudando apenas o nome guerreiro, agora Hipsénor, ferido pelo troiano Deífobo. Então,

> [...] dois companheiros diletos o corpo dali carregam,
> o divo Alástor e o filho de Equio, o viril Mecisteu,
> que para as côncavas naves o levam, gemente e ofegante.
> (HOMERO, *Ilíada*, XIII: 421-423).

De acordo com Guido Majno, pela primeira indica-se o destino dos feridos: eles eram levados para a nave mais próxima ou para a tenda, a *klisía*, palavra que sugere *lugar para reclinar-se*; do verbo *klíno*, *deitar-se, descansar*, a mesma raiz de *clínica*[26]. No entanto, para Frölich, o vocábulo tinha em Homero um significado mais amplo. Poderia de fato significar tenda, no sentido de abrigo provisório, leve e sem maiores adereços, feito por pastores e guerreiros. Por conta da longa duração da Guerra, poderia denotar também instalações permanentes, sugerindo que o atendimento aos feridos era realizado em edificações semelhantes a quartéis, que serviam ao mesmo tempo – e de preferência – como alojamento para os guerreiros saudáveis[27].

Como já mencionado, ao narrar as mortes dos guerreiros Homero adota um padrão comum embora não obrigatório: menciona o nome do herói morto e os nomes daqueles que o amaram, sua infância, casamento ou outros relacionamentos íntimos. Vem, em seguida, uma descrição da arma utilizada e a lesão decorrente; finalmente, a proclamação da morte. Contar a história de uma vida humana com começo, meio e fim dá um significado a cada guerreiro e como ele se inseria na comunidade.

A morte é sempre uma ruptura permanente e profunda no vínculo social. Assim, contrastar o momento da morte com as relações sociais e as possibilidades que caracterizavam a vida do guerreiro constitui uma parte impressionante da narrativa homérica, comenta Marina Berzins McCoy, professora de Filosofia no Boston College, Massachusetts. A morte de Simoésio, um jovem que não se inclui entre os guerreiros troianos mais famosos, é um dos mais belos exemplos:

> O grande Ajaz [Ajax] Telamônio feriu a Simoésio florente,
> o Antemônio garboso, que a mãe deu à luz junto à margem
> do Simoente, num dia em que fora com os pais ao Monte Ida
> para ajuda-los no afã de vigiar os rebanhos.
> Daí lhe chamaram Simoésio; aos pais não lhe foi, pois, possível
> retribuir os cuidados na curta existência que teve,
> pois deveria cair sob a lança de Ajaz de alma grande.
> Quando avançava na frente o feriu junto ao seio direito
> o Telemônio, na espádua sair indo a lança de bronze.
> Ei-lo que tomba na poeira, tal como se abate um grande álamo
> que se criara e crescera na beira de um lago espaçoso,
> de tronco liso, que em ramos inúmeros no alto se alarga.
> O carpinteiro, depois, e estes corta com ferro brilhante,
> para dobrá-los em rodas de um carro de bela feitura;
> o tronco, entretanto, na margem do lado a secar é deixado:
> por esse modo despoja das armas ao filho de Antêmio
> o Telemônio. (HOMERO, *Ilíada*, IV: 473-489).

A descrição da morte de Simoésio é uma elegia e, ao mesmo tempo, uma alegoria em pequena escala do destino de Tróia. Homero a descreve por meio de símiles relacionados à natureza, lembrando que o guerreiro permanece vinculado a todos os seres em um ciclo contínuo de vida e morte. Os símiles revelam o bom carácter do guerreiro abatido e as consequências de sua morte para a comunidade, incluindo os cuidados que ele não mais prestaria aos pais na velhice. Como frequentemente o faz, Homero muda o foco do campo de batalha para os agora perdidos tempos de paz e da vida cotidiana.

A ressonância emocional de tais versos para o público do poeta reside, em grande parte, nestes contrastes abruptos entre a vida e a morte. Resta, além disso, o sentimento de que a vida de Simoésio foi usada na guerra e posta de lado quando sua utilidade passou. Homero apresenta a imagem do artesão que usa parte de uma árvore para construir as *"rodas *de um carro de bela feitura*", mas deixa o tronco abandonado à beira do rio. Em outras, palavras, o herói é literalmente reduzido a uma coisa[28].

Como argumentou Simone Weil (1909 – 1943), escritora, mística e filósofa francesa,

> [...] o verdadeiro herói, o verdadeiro assunto, o centro da *Ilíada*, é a força. A força que é manejada pelos homens, a força que submete os homens, a força diante da qual a carne dos homens se contrai. [...] A força é aquilo que transforma quem quer que lhe seja submetido em uma coisa. Quando ela se exerce até o fim, transforma o homem em coisa, no sentido mais literal da palavra, porque o transforma em cadáver. Era uma vez alguém e, um instante depois, não há mais ninguém. É um quadro que a *Ilíada* não se cansa de nos apresentar[29].

O poder que a força possui de transformar os homens em coisas é duplo e se manifesta em ambos os lados: petrifica diferente, mas igualmente, as almas dos que a sofrem e dos que a manejam. Um uso moderado da força, o único que permitiria escapar dessa engrenagem, exigiria uma virtude mais do que humana, tão rara quanto uma dignidade na fraqueza. Aliás, o prestígio conquistado pela força é feito, antes de tudo, pela soberba indiferença dos fortes em relação aos fracos, indiferença tão contagiosa que se comunica aos que lhe estão sujeitos[30].

Na *Ilíada*, no entanto, ferir e ser ferido distinguia o herói do covarde, tal como Ulisses proclama: "*quem valoroso se mostra, só tem de conduta uma norma, que é resistir decidido, quer fira, quer seja ferido*" (HOMERO, *Ilíada*, XI: 409-410). É a situação paradigmática de Heitor, parado diante das muralhas de Troia, as mesmas muralhar que o viram fugir, desvairado, da fúria de Aquiles. Abandonado pelos deuses, ele sabe que vai morrer.

Agora, deve cumprir o que, a seus olhos e aos olhos de seus pares, exige sua condição de guerreiro – transformar sua morte em glória perene, cujo brilho seja eternamente seu: "*que pelo menos, obscuro não venha a morrer, inativo; hei de fazer algo digno, que chegue ao porvir, exaltado*" (HOMERO, *Ilíada*, XXII: 304-305). Para Jean-Pierre Vernant, seria uma "bela morte" (*kalòs thánatos*), como a designavam as orações fúnebres atenienses. Seria também uma "morte gloriosa" (*eukleès thánatos*), que eleva o guerreiro ao estado de glória por todos os tempos vindouros. O fulgor dessa celebridade representa o termo último da honra, seu extremo ápice, sua *areté* (excelência) realizada[31].

E assim como há uma bela morte, a *Ilíada* é a ideologia da mais bela guerra, acrescenta Pierre Vidal-Naquet. Em Troia, a morte jamais é lenta e ocorre no que se costuma chamar de *aristéia* (valentia), uma série de proezas no curso das quais o guerreiro, tomado pelo furor, adquire um força sobre-humana e abate tudo o que está na sua frente.

A *aristéia* por excelência é a de Aquiles nos Cantos XX e XXI, após a morte de Pátroclo, que, por sua vez, matou Sarpédon, o filho lício de Zeus. Este, antevendo o desastre, assim se lamenta: *"pobre de mim, o Destino asselou que o mais caro dos homens, o meu Sarpédone, tombe hoje aos golpes de Pátroclo exímio!"* (HOMERO, *Ilíada*, XVI: 433-434). Com pesar Zeus o deixou morrer, mas, pelo menos, ordena que seu corpo seja retirado pelo Sono (*Hipnos*) e pela Morte (*Tânatos*). Este seria um exemplo extraordinário de bela morte[32].

As guerras, no entanto, jamais são belas. Em *A Ilíada ou o poema da força* – artigo publicado originalmente em 1940, já em meio aos horrores da Segunda Guerra Mundial – Simone Weil afirma que toda a *Ilíada* está à sombra da maior desgraça que pode existir entre os homens: a destruição de uma cidade. Se o poeta tivesse nascido em Troia, essa desgraça não pareceria mais dilacerante. Mas, o tom não muda quando se trata dos aqueus que perecem bem longe da pátria. As breves evocações do mundo da paz doem, de tanto que essa outra vida, a vida dos vivos, aparece calma e plena[33].

"Seja como for, esse poema é uma coisa milagrosa", reconhece Weil, finalizando seu artigo com as seguintes palavras:

> [...] nada do que os povos da Europa produziram vale o primeiro poema que surgiu em um deles. Talvez reencontrem o espírito épico quando souberem crer que nada está ao abrigo do acaso, deixarem de admirar a força, odiar os inimigos e desprezar os infelizes. Duvido que seja para já[34].

Infelizmente, ela estava coberta de razão. Como poema de guerra, A *Ilíada* soa mais que atual e Troia agora reaparece com outros nomes. O som e a fúria dos muitos conflitos de hoje – na Ucrânia, no Oriente Médio, em vários países africanos – são ecos da guerra mítica descrita nas planícies troianas. Como escreveu o poeta, ensaísta e editor francês Charles Péguy (1873 – 1914) há exatos cem anos, quando eclodia a Primeira Guerra Mundial, a guerra para acabar com todas as guerras:

> Geralmente acredita-se que uma ideia deve ser recente para ser nova. Acreditamos que basta uma ideia ser nova para nunca ter sido utilizada. Que erro. [...] Nesta manhã Homero ainda é novo e nada pode ser mais velho que o jornal de hoje. É uma questão de natureza e essência[35].

A paz parece uma condição estranha e fugaz ao homem e outras guerras de Troia sempre parecem acontecer. Homero, portanto, continua atual e tem algo mais a ensinar a esse respeito. Ele deixa claro que a Guerra de Troia era um desígnio de Zeus[36], mas foi a *húbris*, o comportamento desmedido, a ira de Aquiles que desencadeou os combates. Os deuses, no entanto, também podem mudar de opinião e induzir os homens à paz, como ocorreu no final da *Odisseia*.

Havia, então, uma ameaça de conflito em Ítaca: parentes dos pretendentes de Penélope que foram mortos por Ulisses se armam e planejam vingar-se. Zeus envia Atená – a deusa que, na *Ilíada*, incitou os aqueus a voltarem ao combate[37] –, agora com seguinte missão:

> Vamos, entanto, fazer que se esqueçam da morte dos filhos
> e dos irmãos e que voltem de novo à amizade primeira,
> para, em perene concórdia e abundância, viverem reunidos.
> (HOMERO, *Odisseia*, XXIV: 384-386).

Disfarçada em Mentor, um amigo fiel de Ulisses, ela convence o herói a evitar uma nova guerra. Então,

> [...] alegremente, Odisseu ao conselho de Atena obedece,
> Pacto de paz permanente firmou entre os grupos inimigos
> a de olhos glaucos, a donzela de Zeus poderoso,
> mui semelhante a Mentor, na figura e na fala. (HOMERO, *Odisseia*, XXIV: 345-348).

Estes são os últimos versos da *Odisseia*. Zeus recompõe a antiga ordem, a amizade primeira e, para firmar um pacto de paz permanente, leva os guerreiros ao esquecimento. Ante esses versos, como não evocar o que o filósofo francês Paul Ricoeur denomina de a epopeia do perdão? Para ele,

> [...] o perdão, se tem algum sentido e se existe, constitui o horizonte comum da memória, da história e do esquecimento. [...] Ele é tão difícil de se dar e de receber quanto de se conceituar. A trajetória do perdão tem sua origem na desproporção que existe entre os dois polos da falta e do perdão [...] Essa polaridade é constitutiva da equação do perdão: embaixo a confissão da falta, no alto o hino ao perdão[38].

Em última instância, Homero propõe uma virtude carente às pessoas e às sociedades humanas de todas as épocas.

OS SEGREDOS DE QUIRÃO

Na *Ilíada*, o tratamento das feridas era muito simples e, de acordo com Charles Daremberg, limitava-se aos seguintes métodos: extrair a flecha ou a lança caso tivessem permanecido na lesão; pressionar a ferida para estancar o sangramento; aplicar vinho ou medicamentos sobre os ferimentos e, mais raramente, usar uma atadura[1]. O tratamento que Macáon dispensou a Menelau quanto este foi atingido pela flecha disparada por Pândaro é um exemplo emblemático desse tratamento, pois incluiu esses procedimentos[2].

A atadura, porém, não é mencionada e Macáon finalizou o tratamento da ferida "*cobrindo-a, depois, habilmente, com bálsamo cujo segredo Quirão, por afeto, a seu pai lhe ensinara*" (HOMERO, *Ilíada*, IV: 218-219), uma descrição muito vaga e que não fornece a composição ou a origem desse bálsamo. Homero não esclarece quais segredos Quirão guardava, mas é possível levantar algumas hipóteses.

Ao voltar da missão de investigar se Macáon estava ferido[3], Pátroclo fornece a Aquiles uma espécie de relatório no qual nomeia os guerreiros lesionados:

> Asseteado se encontra o Tidida valente, Diomedes;
> jaz Odisseu vulnerado por lança, assim como Agamémnone;
> na coxa Eurípilo foi por um dardo, também, vulnerado.
> Conhecedores dos simples, os médicos tentam curá-los.
> (HOMERO, *Ilíada*, XVI, 25-28).

Nesse verso, a palavra *simples* indica *medicamentos* ou *fármacos*, como se observa em outras traduções como, por exemplo, a de Frederico Lourenço: "*em torno destes se afadigam os médicos com seus muitos fármacos*". É interessante assinalar que esse conceito de medicamento reaparece na obra hipocrática *Do Decoro*, que em seu nono parágrafo traz a seguinte recomendação ao médico:

> Mantenha na memória as drogas e suas propriedades, as *simples* e as que estão *formuladas*, desde que também estejam na mente o que diz respeito à cura das doenças, seus comportamentos e, de todas as maneiras, o comportamento que

> elas [as drogas] têm em cada uma delas. Isso, em medicina, constitui princípio, meio e fim (grifos nossos)[4].

Os médicos hipocráticos utilizavam medicamentos "simples", derivados provavelmente de uma só planta, e "compostos", misturados de acordo com fórmulas escritas; uns e outros, após a preparação, mantinham seus efeitos durante certo tempo e podiam, então, ser conservados[5].

E segundo Guido Majno, todos os medicamentos citados nas obras homéricas derivam de plantas e não eram tecnicamente elaborados[6]. De fato, Agamede é elogiada por seu vasto conhecimento botânico: "*Agamede de louros cabelos, que conhecia a virtude de todas as plantas da terra*" (HOMERO, Ilíada, XI, 740-741). Homero, porém, não entra em maiores detalhes a respeito dessas plantas.

Comum no mundo homérico, o uso de ervas e plantas medicinais não se limitava apenas ao tratamento de feridas; era também um meio de aliviar dores físicas e, possivelmente, também as psicológicas[7]. Um exemplo desse uso foi quando Pátroclo cuidou de Eurípilo, ferido por Páris que "*contra ele o arco aprestou, indo a seta feri-lo na coxa direita. Parte-se a cana da seta; pesada tornou-se-lhe a perna*" (HOMERO, Ilíada, XI: 582-584).

Eurípilo, então, e implora:

> [...] salva-me, entanto, conduz-me para o meu negro navio,
> tira-me a lança da coxa, absterge-me o sangue da chaga
> com água tépida, e unguentos calmantes no talho coloca,
> desses que Aquiles te fez sabedor, é o que todos proclamam,
> cujo segredo aprendeu com Quirão, o Centauro mais justo.
> Pois dos dois médicos hábeis que temos nas naves, Macáone
> e Podalírio, um se encontra, assim penso, na tenda, ferido,
> necessitando, também, de um bom médico, enquanto o
> segundo se acha no campo da luta a sustar o furor dos
> Troianos. (HOMERO, Ilíada, XI: 828-836).

Temendo a ira de Aquiles, Pátroclo a princípio se recusa a tratar o companheiro ferido, mas sua gentileza natural se afirma e ele

> [...] tomando-o por baixo de peito, o levou para a tenda,
> onde o escudeiro cuidadoso estendeu grande pele bovina.
> Sobre ela fê-lo deitar-se e, com a espada, tirou-lhe da coxa

> o dardo agudo e pungente. Depois, limpa o sangue anegrado
> com água morna, depondo na chaga raiz amargosa
> que machucara nas mãos, bom calmante, que todas as dores
> logo tirou. Pára o sangue, secando, de pronto, a ferida.
> (HOMERO, *Ilíada*, XI: 842-848).

Há alguns aspectos do tratamento dispensado por Pátroclo que devem ser destacados, escreve Christine Salazar. Um deles – que pode ter interessado muito as plateias homéricas –, reside na presteza e competência do tratamento que parecem ser proporcionais à importância do ferido. A posição social de Menelau como irmão do líder supremo é enfatizada pelo fato de seu ferimento ter sido tratado por Macáon, o melhor médico disponível naquele momento. Agora, ele e seu irmão Podalírio estão indisponíveis e Eurípilo, um guerreiro muito menos importante, é tratado por alguém com um estatuto menos elevado.

Por outro lado, se Homero queria uma cena para demonstrar a bondade de Pátroclo – dando-lhe ao mesmo tempo uma ocasião para ouvir sobre a situação do exército aqueu –, esta foi a solução perfeita. Aliás, a atuação de Pátroclo parece ter sido muito adequada do ponto de vista cirúrgico: "*com a espada, tirou-lhe da coxa o dardo agudo e pungente*". Embora o ferimento não pareça profundo, justifica-se o uso da espada para alargar o ferimento e remover a haste da flecha quebrada, mesmo porque todas ou a maioria das flechas na *Ilíada* parecem ser farpadas[8].

Quanto à "*raiz amargosa*", Majno avalia que a seja a cebola, que tem efeitos adstringentes e bactericidas, sendo usada a fim de refrescar e secar a ferida. Esses conceitos de tratamento reaparecem nos livros hipocráticos: as feridas, a menos que estejam inflamadas, devem ser mantidas secas, que é seu estado natural. E nesses versos há uma mensagem galênica, hoje esquecida: o gosto amargo é típico dos contravenenos[6]. Também poderia ser o milefólio ou mil-folhas (*Achillea millefollium* L.), uma planta com efeitos hemostáticos e analgésicos, cujo uso pelos seres humanos é um dos mais antigos; seu nome científico seria uma homenagem aos conhecimentos médicos de Aquiles[9].

O atendimento médico prestado a Eurípilo por Pátroclo também incluiu palavras de conforto, tal como se faz hoje:

> [...] permanecia na tenda de Eurípilo, herói prestantíssimo,
> a distraí-lo, em colóquio amistoso, depondo na chaga

um lenitivo apropriado a livrá-lo das dores acerbas. (HOMERO, *Ilíada*, XV: 392-394).

Além do apoio psicológico das palavras de conforto, há outros aspectos do tratamento médico nas obras homéricas, entre os quais o canto e a música, os exercícios físicos e as competições atléticas, os banhos e o sono, como destaca Kleanthes Ligeros, diretor do Instituto Terapêutico de Atenas[10].

Com efeito, na *Odisseia* há dois cantores profissionais: um dele é Fêmio, que canta para o deleite dos pretendentes de Penélope em Ítaca. O outro – e o mais importante – é o aedo Demódoco, que cantou as aventuras de Ulisses no banquete oferecido por Alcínoo, o rei dos feácios. Como era cego, desde a Antiguidade Demódoco tem sido considerado um personagem autobiográfico do próprio Homero[11], que assim se expressa: "*o cantor divinal se aproxima, que tanto a Musa o distingue, e a quem males concedera: tira-lhe a vista dos olhos, mas cantos sublimes lhe inspira*" (HOMERO, *Odisseia*, VIII: 62-64).

Demódoco narra uma discussão ocorrida entre Aquiles e Ulisses, um caso de amor entre Ares e Afrodite e, finalmente, a pedido do próprio Ulisses, a história do Cavalo de Troia. Ulisses se emociona e "*com as mãos fortes o manto de púrpura para a cabeça puxa encobrindo-a com o fim de esconder as feições majestosas. Envergonhava-se, sim, de que o vissem chorar os Feácios*" (HOMERO, *Odisseia*, VIII: 84-86). No mundo homérico, a boa música e o canto elevavam o espírito e eram meios para superar sentimentos de depressão, angústia, raiva e tristeza. No caso de Ulisses, a música e o canto foram complementados por exercícios físicos.

Terminado o banquete, Alcínoo convida todos a participarem de jogos atléticos: "*ora saiamos da sala e passemos às provas atléticas, para que possa o nosso hóspede, quando entre os seus encontrar-se, de volta à pátria, contar como em todos os jogos primamos, no pugilato e na luta, no salto e no rápido curso*" (HOMERO, *Odisseia*, VIII: 100-103).

Dirige, então, a Ulisses as seguintes palavras: "*hóspede pai, exp'rimenta, também. vir medir-te conosco se qualquer jogo aprendeste; é forçoso que algum também saibas, que maior glória não há pra um homem, enquanto está vivo, do que nas lutas das mãos ou dos pés sair sempre galhardo*" (HOMERO, *Odisseia*, VIII: 145-148). Participar das competições era uma honra grandemente valorizada pelos heróis.

Homero também considerava que os banhos eram refrescantes e excelentes para recuperação rápida da fadiga e para a purificação do corpo. O exemplo mais marcante é quando Diomedes e Ulisses, após ter surpreendido e matado o espião Dólon e treze aliados trácios que dormiam,

> [...] se metem no mar, a seguir, para o suor alimparem,
> que da cerviz lhes corria, das pernas robustas e coxas.
> Logo que as ondas do mar as escórias mais crassas tiraram
> dos membros todos, sentiram-se os dois refrescados e leves.
> Em bem polidas banheiras entraram, depois, e lavaram-se.
> O banho, assim, terminado e depois de se ungirem com óleo,
> à mesa foram sentar-se, e empunhando uma grande cratera
> cheio de vinho agradável, a Palas Atena libaram. (HOMERO, *Ilíada*, X: 572-580).

Da mesma forma, o sono aliviava a dor e a fadiga e tinha um efeito benéfico sobre o corpo e a mente. Era, algumas vezes, uma dádiva dos deuses, como ocorreu a Ulisses: *"Atena deita-lhe sono nos olhos, por que libertado se visse, com o cerrar-se das pálpebras, logo, dos graves trabalhos"* (HOMERO, *Odisseia*, V: 491-493). Mas, há também menção a uma poção mágica preparada por Helena para acalmar as preocupações de seus convidados, entre os quais Menelau e Telêmaco, filho de Ulisses.

Nessa ocasião, Homero enaltece a fertilidade do Egito, que produzia todos os tipos de plantas – benéficas ou venenosas –, mas não nomeia nenhuma delas. Os médicos egípcios, muito elogiados, seriam descendentes de Péon, o médico dos deuses olímpicos:

> Outro feliz parecer teve Helena, de Zeus oriunda:
> deita uma droga no vaso de vinho de que se serviam,
> que tira a cólera e a dor, assim como a lembrança dos males.
> Quem quer que dela provasse, uma vez na cratera lançada,
> não poderia chorar, pelo menos no prazo de um dia,
> mesmo que o pai e a mãe cara privados da vila ali visse,
> ainda que em sua presença, com o bronze cruel, lhe mateassem
> o filho amado ou o irmão e que a tudo ele próprio assistisse.
> Tão eficazes remédios a filha de Zeus possuía,

> e salutares, presente da esposa de Tão, Podidamna,
> da terra egípcia, onde o solo frugífero gera abundantes
> drogas, algumas benéficas, outras fatais nos efeitos.
> Todos os homens são médicos lá, distinguindo-se muito,
> pelo saber, dos demais, pois descendem da raça de Péone.
> (HOMERO, *Odisseia*, IV: 219-232).

Na opinião de Majno, o ópio, embora nunca mencionado, devia estar disponível para os feridos, pois os egípcios importavam ópio grego e podia fazer parte da poção preparada por Helena[6]. Mas, para o historiador e filósofo italiano Giovanni Reale é impossível determinar a espécie dessa droga; a hipótese de que seria ópio ou outra droga específica não se sustenta, mesmo porque não há informações do uso do ópio entre os egípcios naquela época.

Além disso, o remédio que Helena põe no vinho é apresentado como algo fora do comum, algo mágico que ela recebera de uma mulher egípcia, algo excepcional e distante do costume difundido entre os gregos, algo que se assemelhava, guardadas as devidas diferenças, à "*droga funesta*" que Circe deu a alguns amigos de Ulisses "*que logo da pátria os fizesse esquecidos*"[12].

Circe vivia na ilha de Eeia onde Ulisses aportou, enviando então vinte e três marinheiros comandados por Euríloco para explorar o local. Nos portões de seu palácio, Circe os recebeu muito bem, tanto que

> [...] os estultos, então, para dentro a seguiram,
> com exceção só de Euríloco, por suspeitar de algum dolo.
> Ela os levou para dentro e of'receu-lhes cadeiras e tronos,
> e misturou-lhes, depois, louro mel, queijo e branca farinha
> em vinho de Pirâmnio; à bebida assim feita, em seguida mistura
> droga funesta, que logo da logo da pátria os fizesse esquecidos.
> Tendo-lhes dado a mistura, e depois que eles todos beberam,
> com uma vara os tocou e, sem mais, os meteu na pocilga.
> Tinham de porco, realmente a cabeça, o grunhido, a figura
> e as cerdas grossas; mas ainda a consciência anterior conservavam. (HOMERO, *Odisseia*, X: 231-240).

Ulisses não sabia como neutralizar o efeito da beleza da bruxa nem o de sua poção, que já havia transformado seus homens em porcos, uma possível metáfora de como a embriaguez pode levar à perda das características próprias dos seres humanos[7]. De qualquer forma, a embriaguez era desaprovada como ficou patente no episódio de Elpenor, um dos companheiros de Ulisses transformados em porcos:

> Certo Elpenor entre os sócios havia, o mais moço, nem muito
> forte na guerra, nem mesmo dotado de todo o juízo.
> Esse, afastado dos mais companheiros, nos paços de Circe,
> fora dormir ao ar fresco, a cabeça pesada de vinho.
> Mas, ao ouvir a conversa e o barulho que os sócios faziam,
> subitamente tentou levantar-se, esquecendo-se na alma
> de utilizar-se da escada por onde voltar deveria.
> Caiu do terraço, direito, por esse motivo; a juntura
> se lhe partiu do pescoço, baixando para o Hades o espírito.
> (HOMERO, *Odisseia*, X: 552-560).

A morte de Elpenor – "*que não era muito forte na guerra, nem dotado de todo o juízo*" – deve ser computada entre as que ocorreram foram do campo de batalha. Quanto a Ulisses, ao se dirigir ao palácio da feiticeira, apareceu-lhe o mensageiro dos deuses, Hermes, que, sob a forma de belo adolescente, lhe ensinou o segredo para escapar do feitiço:

> [...] arrancou o correio de lúcido aspecto
> da terra a planta e ma deu, explicando-me suas virtudes.
> Tinha a raiz de cor negra, mas branca era a flor, como o leite.
> Móli chamavam-lhe os deuses; difícil aos homens seria,
> de vida curta, arrancá-la; mas tudo os eternos conseguem.
> (HOMERO, *Odisseia*, X: 302-306).

Hermes, ao contrário dos seres humanos, sem esforço retira do chão a móli e a oferece a Ulisses. O herói permaneceu imune a Circe, que, em total surpresa, viu suas poções mágicas falharem pela primeira vez. Sua beleza e conhecimento das plantas se mostraram ineficazes e Ulisses, enfurecido, tentou matá-la com sua espada. As práticas populares juntamente com a descrição da planta (raízes pretas e flores brancas) ajudaram a identificar a móli como sendo o heléboro negro[7].

É necessário ter em mente que em Homero a palavra *phármakon* (φάρμăκον), geralmente traduzida como *medicamento* ou *droga*, tinha um significado bastante amplo. Designava, conforme explica Henry Sigerist[13], uma substância vegetal com poderes mágicos que, na dependência de suas qualidades inerentes, podia ser benéfica ou não – *"drogas, algumas benéficas, outras fatais nos efeitos,"* como nos versos já citados.

Sua ação era quase sempre indicada por adjetivos: Ulisses buscou *"um veneno homicida de que precisava com o fim de untar suas flechas de bronze"* (HOMERO, Odisseia, I: 261-262). Os pretendentes de Penélope suspeitavam que Telêmaco buscava *"adquirir qualquer droga de força homicida, que nos misture no vinho, com o fim de que todos morramos"* (HOMERO, Odisseia, II: 329-20). Aquiles foi ao encontro de Heitor *"como serpente que de ervas malignas se nutre"* (HOMERO, Ilíada, XXII: 93). Com efeitos tão diversos e opostos, quem quer que utilizasse um *phármakon*, fosse médico ou não, tinha que conhecê-lo muito bem. Era, provavelmente, o caso de Agamede.

O conceito de *phármakon* foi ampliado pelo filósofo franco-algeriano Jacques Derrida, que em seu livro *A Farmácia de Platão*, descreve um ritual que ocorria em Atenas (e em outras cidades gregas) com a finalidade de purificar a cidade: baniam-se dois *pharmakói*, dois bodes expiatórios[14], um expulsado pelos homens e outro pelas mulheres. Em geral, eram destinados à morte, mas não era esta, ao que parece, a finalidade essencial; a morte muitas vezes resultava de uma enérgica fustigação que visava, sobretudo, os órgãos genitais.

Os golpes deviam expulsar o mal para fora de seus corpos. Se uma calamidade se abatia sobre a cidade, exprimindo a cólera dos deuses – fome, peste ou qualquer outra catástrofe –, o homem mais feio de todos era conduzido como que a um sacrifício purificador e terapêutico. O corpo da cidade restabelecia, assim, sua unidade e tornava a fechar-se na segurança dos limites de sua ágora, excluindo violentamente de seu território os representantes da ameaça ou agressão exterior[15].

Por fim, encontra-se uma alusão ao uso de ataduras no relatório de Pátroclo, referido no início deste ensaio: *"conhecedores dos simples, os médicos tentam curá-los, a lhes pensar as feridas"* (HOMERO, Ilíada, XVI, 28-29.) *Pensar uma ferida* é uma expressão muito pouco usada no português corrente no Brasil, mas significa aplicar um penso, um curativo ou uma atadura sobre uma ferida. Em Homero, no entanto, apenas uma menção explícita a esse método de tratamento é encontrada; foi quando Menelau feriu o troiano

Heleno: *"tira-lhe a flecha, depois, Agenor, o magnânimo, e passa-lhe uma atadura de lã bem tecida na mão, enfaixando-a"* (HOMERO, Ilíada, XIII: 598-599)[16].

Para Salazar, estes versos dificilmente fornecem uma pista sobre a frequência com que curativos eram aplicados em feridas na época homérica e a única conclusão a tirar é que nesta passagem o poeta decidiu acrescentar esse detalhe enquanto em outras não o fez[8]. Sigerist, por sua vez, avalia que o uso de ataduras não é relatado com maior frequência talvez porque já fosse algo rotineiro. De qualquer forma, suturas e instrumentos cirúrgicos nunca são mencionados, o que torna impossível comparar os épicos homéricos com o Papiro Edwin Smith[17], por exemplo. Se o tratamento das feridas iliádicas fosse mais elaborado muito provavelmente teria sido descrito por Homero, um poeta que apreciava descrever detalhes[13].

Em suma, torna-se difícil aceitar a opinião um tanto exagerada de Kleanthes Ligeros para quem a medicina homérica já havia atingido um nível profissional muito organizado e estaria mais avançada que a de outros povos antigos como a medicina egípcia e a babilônica. Homero teria não deixado nenhum tema médico inexplorado e inexplicado; ao contrário, tudo teria sido devidamente esclarecido por meio de investigação, observação e raciocínio. Disponíveis em grande variedade e abrangência, os medicamentos eram cuidadosamente preparados por profissionais competentes e instruídos, sendo utilizados nos mais variados casos que necessitavam de tratamento imediato[10]. Ligeros passa a impressão de que não houve muitos progressos no conhecimento médico desde era homérica.

Charles Daremberg tem uma opinião mais equilibrada. Para ele, Homero não tinha como objetivo informar tudo sobre a história primitiva das ciências e, especialmente, das ciências médicas. A *Ilíada* não é um hospital, mas a narrativa de uma luta feroz entre duas nações rivais. Cada página é marcada por batalhas sangrentas e, ao descrever os golpes sofridos pelos guerreiros em Troia, Homero, um observador atento e escrupuloso, fornece importantes noções anatômicas e cirúrgicas. Mas, ele é apenas uma testemunha e de nenhuma forma estava obrigado a satisfazer a nossa curiosidade sobre todos os conhecimentos médicos de sua época[18].

É nesse contexto que deve ser entendido o segredo do bálsamo que Macáon depositou sobre a ferida de Menelau e dos unguentos calmantes com que Pátroclo tratou a ferida de Eurípilo. Quirão, *"o centauro mais justo"* (HOMERO, *Ilíada*, XI: 832), o mestre de Asclépio e dos médicos da *Ilíada*, não guardava segredos. *"Por afeto"* (HOMERO, *Ilíada*, IV: 219) ensinava tudo que a ciência médica de seu tempo, inacessível e remoto, tinha de melhor.

DE CORPO E ALMA

Os conhecimentos anatômicos de Homero raramente se mostram menos avançados que os de Hipócrates e a ciência anatômica fez poucos progressos ao longo dos séculos que os separa, assegura Charles Daremberg. Os fragmentos que restam das obras dos filósofos e físicos desse período descrevem uma anatomia fantasiosa, como a do *Timeu* de Platão; mesmo após Hipócrates, em Aristóteles, por exemplo, o conhecimento dos órgãos internos ainda se encontrava em estado rudimentar.

Homero, no entanto, nomeou quase todas as partes importantes do corpo, internas ou externas, e chegou a delimitar algumas regiões anatômicas. A riqueza de linguagem, as noções precisas sobre o lugar ocupado pelas vísceras e órgãos, a indicação exata das áreas mais vulneráveis aos golpes de lança ou espada, o discernimento muito apurado das possibilidades de salvação ou de morte, tudo isso pressupõe cultura médica e anatômica[1].

Embora a verdadeira anatomia tenha nascido apenas quando a Escola de Alexandria[2] deu início à arte das dissecações, a nomenclatura anatômica da *Ilíada* e da *Odisseia* foi preservada pelos médicos gregos e através deles chegou até os dias atuais[1]. De fato, muitas palavras do vocabulário homérico constituem a base para milhares de outros termos médicos em uso atualmente: em inglês são pelo menos 2.450 e em francês ultrapassam os 5.000[3].

Os conhecimentos anatômicos de Homero, no entanto, devem ser considerados sob a perspectiva dos conceitos que o poeta tinha sobre o corpo e a alma que, aliás, são bastante distintos dos aceitos atualmente. Do ponto de vista da história das ideias, é importante ter uma noção, ainda que breve, de como esses conceitos evoluíram ao longo dos séculos.

De acordo com Bruno Snell, filólogo clássico alemão, já Aristarco da Samotrácia (c. 217 a.C. – c. 144 a.C.)[4], observava que em Homero a palavra σῶμα (*soma*), que mais tarde significará "corpo", jamais se refere aos viventes, mas significava "cadáver". A palavra que Homero usava para designar o corpo vivo era δέμας (*démas*), mas isso só valia para certos casos. Ele utiliza mais frequentemente o termo *gyia* para nomear os membros como partes do corpo movidas pelas articulações, ou *melea* para os membros em sua força muscular.

Essas duas palavras, ambas no plural, são as únicas que se referem à natureza física do corpo; *khrōs* seria apenas o limite do corpo, significando "pele" não no sentido anatômico de cútis – que seria δέρμα (*derma*) – mas como invólucro portador das características pessoais. Só a arte clássica do século V a.C. passaria a representar o corpo como um complexo orgânico e unitário no qual as diversas partes estão relacionadas umas às outras[5]. Isso não quer dizer que os gregos arcaicos desconhecessem a ideia de corpo, mas somente que possuíam um termo único pelo qual pudessem denominá-lo.

Como o filósofo e professor italiano Giovanni Reale explica, o termo grego que na linguagem comum atual corresponde a "corpo" é *soma*, raiz constitutiva de vários termos atuais como "somático", "somatização" e assemelhados. Já nos poemas homéricos o vocábulo *soma* ocorre algumas vezes, mas sempre indicando o organismo privado de vida, "o cadáver"[6].

Um exemplo entre muitos outros é quando Heitor, já moribundo, suplica a Aquiles:

> Por teus joelhos, tua vida, por teus genitores, suplico
> não consentires que, junto das naves, aos cães atirado
> seja meu corpo. Ouro e bronze abundante, em resgate, recebe
> quantos presentes meu pai te ofertar, minha mãe veneranda,
> e restitui o cadáver [*soma*], que possam, em casa, os Troianos
> e suas jovens esposas, à pira funérea entregá-lo. (HOMERO,
> *Ilíada*, XIII: 339-343).

O homem morto, o cadáver, é representado por um termo unitário porque desaparecem as múltiplas funções diferenciadas dos diversos órgãos, enrijecendo-se e confundindo-se na imobilidade da morte. No homem vivo encontra-se exatamente o contrário: uma multiplicidade de órgãos com as suas variadas atividades e funções.

Homero trata de cada um desses órgãos e dessas funções com imagens muito ricas e com extraordinários jogos cromáticos, sem jamais chegar a unificá-los com uma representação sintética. Assim, ele "não representa o corpo do homem como *a unidade de uma multiplicidade (como um-nos-muitos)*, ou seja, *como a identidade que se desdobra nas diferenciações de órgão e funções de vários gêneros*. Para exprimir de algum modo a unidade corpórea usa, predominantemente, termos no plural, ou seja, *melea* ou *gyia*, isto é, membros" (grifos do autor)[7].

Um exemplo do uso de *melea* no sentido de membros encontra-se quando Ájax é atingido por golpes sucessivos e

> [...] já o sufocava a fadiga; abundante suor escorria-lhe dos membros [*melea*] todos, sem azo, sequer, de tomar novo alento,
> que ininterruptos males de todos os lados lhe chegam. (HOMERO, *Ilíada*, XVI: 109-111).

Entre os vários exemplos do uso de *gyia* está o de Andrômaca, que ao pressentir a morte de Heitor,

> Tinha dado ordem às criadas de tranças bem feitas que trípode
> grande no fogo pusessem a fim de aprontar banho quente
> para o marido, quando estes voltasse do campo da luta.
> Não pressentia a infeliz que bem longe do banho morrera,
> pois pela mão do alto Aquiles Atena da vida o privara.
> Eis que ouve gritos e tristes lamentos do lado da torre.
> A lançadeira das mãos se lhe escapa; fraquearam-lhe os joelhos [*gyia*]. (HOMERO, *Ilíada*, XVII: 42-448).

Se Homero foi um grande anatomista, suas noções de fisiologia não eram muito amplas nem muito claras, admite Daremberg. Ainda assim, representam as origens mais remotas das teorias sobre a ciência da vida desenvolvidas mais tarde nas obras dos filósofos na Coleção Hipocrática e muito além.

É, sobretudo, através das palavras utilizadas para descrever a morte que se torna possível avaliar a ideia que ele tinha da vida. Nos poemas homéricos, três palavras são usadas para expressar vida: *thymós* (θῡμός), *psyché* (ψυχή) e *phrenes* (φρένες)[8]. São palavras associadas à noção moderna de atividade mental, mas cada uma tendo uma gama muita variada de significados, a depender do contexto em que estivesse inserida[9]. É difícil, ou mesmo impossível, traduzir corretamente estes termos homéricos para uma linguagem moderna, assinala Mirko Grmek[10].

O termo *thymós*, empregado centenas de vezes, envolve a esfera das emoções, seja como órgão desses sentimentos, seja como função conexa ou como efeitos dela. Na área semântica, está relacionado com uma ampla gama de paixões e emoções, sentimento e desejos, com todas as suas consequências; mas, infelizmente não tem um correlativo nas línguas modernas e em português poderia ser traduzido como "ânimo".

Na esfera do *thymós* encontram-se significados como benevolência, bondade, amor, alegria, pena, dor, tormento, vergonha, raiva, coragem, esperança, firmeza, soberba, atitude de prece, entre outros. Há outras conotações possíveis, entre as quais a que denota "respiração" e, portanto, vida, incluindo a dos animais. Algumas passagens parecem dar razão a esta exegese, escreve Reale[11].

Um exemplo é quando Meríones mata o troiano Harpálion com uma seta que transpassa a bexiga[12]:

> No mesmo instante sentou-se e, nos braços dos sócios derreado,
> a alma [*thymós*] expirou, como verme ficando estendido na terra.
> Corre-lhe o sangue de cor anegrada, banhado o chão duro.
> (HOMERO, *Ilíada*. XIII: 650-655).

Ou quando Pátroclo perfura o ventre do escudeiro de Sarpédon e este, em resposta, atira sua lança e atinge Pédaso, o único mortal dentre os cavalos de Aquiles:

> Pátroclo a lança atirou, acertando em Trasímelo forte,
> o valoroso escudeiro do grande monarca Sarpédone;
> a hasta no ventre lhe entrou, dissolvendo-lhe as forças dos membros [*gyia*].
> Joga em segundo lugar a hasta longa e brilhante Sarpédone,
> sem que no inimigo acertasse, indo a lança possante encravar-se
> na pá direita de Pédaso, o qual, relinchando, jogou-se
> a estrebuchar no chão duro, exalando nas vascas o espírito [*thymós*]. (HOMERO, *Ilíada*. XVI: 463-469).

Assim, algumas vezes nos poemas homéricos a morte é representada como o *thymós* que abandona os membros, ou seja, como a função vital que abandona o corpo, dispersando-se no nada; de nenhum modo sobrevive, não restando nem seque o "ser do ter sido", como ocorre com a *psyché*[13].

A palavra *psyché*, usada para "alma" no grego mais tardio, nada tem a ver, originalmente, com a alma pensante e senciente. Para Snell, o conceito de alma e de espírito tal como hoje é entendido está ausente em Homero, para quem a alma só existe enquanto "anima" o homem, isto é, enquanto o mantém vivo. O poeta diz que a *psyché* abandona o homem no momento da morte, mas nada esclarece como ela se comporta no ser vivente.

Parece quase um órgão físico que, até que o homem esteja vivo, nele vive. No momento da morte, a *psyché* sai pela boca e é exalada com a respiração ou parte através do ferimento e voa para o Hades onde se torna espectro, levando uma existência de sombras como uma "imagem" (*eidōlon*) do defunto[14].

Usado muitas vezes nos poemas homéricos, o termo *psyché* teria um significado diverso – e até mesmo oposto no pensamento ocidental – já a partir do século V a.C. Homero o usa, sobretudo, no momento da morte do homem. A palavra está relacionada à respiração (*psychein* significa soprar) e a ideia da morte permanece a de exalar o último suspiro. No entanto, esse significado ainda está distante da identificação da *psyché* com o ar, como defendiam os filósofos naturalistas Anaxímenes de Mileto (588 – 524 a.C.) e Diógenes de Apolônia (499 a.C. – 428 a.C.)[15].

As expressões homéricas, muitas vezes repetidas, são particularmente significativas: "a *psyché* o abandonou", "a *psyché* fugiu dele", "perdeu a *psyché*", "a *psyché* desceu ao Hades", "a *psyché* voou dos membros e desceu ao Hades". Chegando ao Hades, a *psyché* permanece como uma imagem espectral do defunto, sem vida, sem capacidade de sentir, conhecer ou querer.

Os versos que descrevem a aparição da *psyché* de Pátroclo a Aquiles antes de seu corpo ser queimado são particularmente reveladores[16]. Aquiles, cansado após ter perseguido Heitor em volta das muralhas de Tróia, adormece e eis que

> [...] aproximou-se-lhe o espectro [*psyche*] do mísero Pátroclo, ao morto
> em tudo igual, na estatura gigante, nos fúlgidos olhos

e no agradável da voz; iguais vestes tinha também o espectro.
Fica-lhe junto a cabeça e lhe diz as seguintes palavras:
"Dormes, Aquiles, o amigo esquecendo? Zeloso eras antes, quando me achava com vida; ora, morto de mim te descuidas".
Com toda a pressa sepulta-me, para que no Hades ingresse, pois as imagens [eidola] cansadas dos vivos, as almas [psychai], me enxotam,
não permitindo que o rio atravesse para a elas ajuntar-me. (HOMERO, Ilíada: XXIII: 65-73).

A *psyché* é já pura aparência privada de vida, mas como Pátroclo ainda não foi cremado, ela continua a manter certo vínculo com seu corpo. Ao final da cena, Aquiles pede:

Pós ter falado, avançou, estendendo-lhe os braços, sem nada ser-lhe possível tocar; com um sibilo [a *psyche*], qual fumo, na terra
desaparece. Aturdido, levanta-se o nobre Pelida,
e, as mãos batendo uma na outra, com voz lamentosa profere:
"Ora a certeza adquiri de que no Hades, realmente, se encontram
almas [psychai] e imagens [eídōla] dos vivos privadas, contudo de alento [phrenes]". (HOMERO, Ilíada:, XXIII: 99-104).

O terceiro termo citado por Daremberg é *phren*, empregado cerca de cinquenta vezes (mais frequentemente no plural, *phrenes*), estando relacionado tanto a um órgão físico como à mente. No primeiro caso, tem sido traduzido como "diafragma", o músculo em forma de cúpula que separa a cavidade torácica da abdominal, embora seja incerto tivesse esse significado na era homérica. Homero liga a *phrenes* toda uma gama de emoções e sentimentos, como alegria, pena, dor, ira, temor, medo, coragem. Os tradutores, todavia, recorrem a palavras como "coração" e "ânimo", reduzindo consideravelmente seu alcance.

Em quase dois terços dos casos, os termos têm o significado de "mente", fato para o qual há uma explicação: os gregos da era homérica consideravam *phrenes* como a sede do intelecto, situada no diafragma, na proximidade do coração. Com efeito, o papel do cérebro como sede material do pensamento e do conhecimento só seria estabelecido em cerca de 500 a.C. por Alcméon de Crotona. Como é comum na história das ciências, esta descoberta não foi aceita de imediato e muitos médicos e até um pensador da estatura de Aristóteles permaneceram aferrados à crença popular e buscavam o centro da vida espiritual no peito: no coração, senão no diafragma[17].

A respeito do uso de *phrenes* com o significado de diafragma, Grmek lembra a cena em que Sarpédon é morto por Pátroclo[18]:

> [...] com mão certeira dispara seu dardo
> Pátroclo. Vão, por sem dúvida, o bote não foi que o hastil longo
> no coração de Sarpédone entrou, onde o envolve o diafragma [*phrenes*].
> (HOMERO, *Ilíada*, XVI: 479-481).

Ferido gravemente, Sarpédon estimula Glauco a continuar o combate e, então,

> [...] a Morte [*Tânatos*], com o manto de trevas, os olhos lhe recobriu e o nariz. Pondo Pátroclo o pé sobre o tórax, tira-lhe a lança do corpo, a qual segue aderente ao diafragma [*phrenes*].
> Ao mesmo tempo que a lança, destarte, a alma [*psyché*] arranca a Sarpédone (HOMERO, *Ilíada*, XVI: 502-505).

Há outros termos relativos à vida espiritual do homem homérico[17]. Um deles é "coração", expresso pelos termos *kradie, ker, etor* e entendido tanto como órgão físico como órgão de sentimentos e afetos; a ele se remetem os termos alegria, dor, espanto, medo, cólera, avidez, ternura, perseverança. Um exemplo em que o termo aparece como sentimento e como órgão é quando Agamémnon, preocupado com o futuro dos aqueus, fala ao velho Nestor:

> Por causa deles, realmente, o receio de mim se apodera.
> Fico indeciso; parece que sinto do peito [*etor*] saltar-me o coração [*kradie*]; tenho os membros robustos, agora, impotentes. (HOMERO, *Ilíada*, X: 93-95).

O coração também é a parte que exprime o todo, ou seja, o próprio homem em sua configuração ética, como na passagem em que Páris diz a Heitor:

> Teu coração [*kradie*] é tão duro como o aço: semelha ao machado
> que, manejado pelo homem, lhe aumenta o pode e no tronco
> mui facilmente penetra, talhando-o para o uso das naves.
> Resolução tão intrépida encerras, assim, no imo peito.
> (HOMERO, *Ilíada*, III: 60-63).

Encontra-se em Homero outra palavra relacionada a "espírito": νόος (*nóos*), que designa o órgão mais elevado dos homens e dos deuses e entendido como sede de representações claras e, portanto, como órgão que as suscita. É quase um olho espiritual que vê com clareza, afirma Snell[19] citando o seguinte verso (aqui apresentado na tradução de Christian Werner): "*mas a mente [nóos] de Zeus é sempre mais forte que a de um varão: ele afugenta até um bravo varão e fácil tira a vitória, e outra vez ele mesmo o incita a combater; também então Zeus pôs ânimo no peito de Pátroclo*" (HOMERO, *Ilíada*, XVI: 688-891). É uma característica do próprio Zeus, como o velho Nestor diz a Diomedes: "*nunca os desígnios [noos] de Zeus alterar jamais pôde algum homem, por mais valente e galhardo, pois ele é o poder infinito*" (HOMERO, *Ilíada*, VIII: 143-144).

Com uma ligeira transposição, *nóos* também indica a capacidade de ter ideias claras, dada aos mortais por Zeus, tal como o troiano Polidamante explica a Heitor:

> A divindade fez que este em ações belicosas se extreme;
> danças a este outro concede e, ainda, a cítara e o canto a terceiros;
> bons pensamentos [*nóos*] Zeus grande no peito de outro coloca,
> do que os demais tiram grande proveito, que a vida de muitos salva com sua prudência, apreciando ele o mérito próprio. (HOMERO, *Ilíada*, XIII: 730-734).

Em Troia, os guerreiros se lançam de corpo e alma às batalhas e, como Grmek comenta, Homero não se cansa de descrever – com detalhes e sem medo de repetir as expressões mais significativas – como a alma (*psyché*) e o princípio vital (*thymós*) abandonam os corpos daqueles que sucumbem às feridas: uma nuvem negra cobre o moribundo; suas narinas deixam de inalar o ar; sua visão gira e uma noite negra vela seus olhos; seus joelhos dobram e cedem; o agonizante dorme um sono de bronze e libera a *psyché* pela boca ou pela ferida[18].

O ato de morrer é descrito com riqueza de detalhes, assim como o tratamento do corpo, a ação de velá-lo, o estado de espírito e o comportamento dos que lamentam o morto. O destino do próprio guerreiro, contudo, de sua "essência" – e não de seu corpo –, é abordado diretamente apenas na aparição da *psyché* (alma) ou do *eídōlon* (imagem) de Pátroclo a Aquiles. Mesmo em relação a esses dois heróis mais importantes, Homero evita totalmente fornecer qualquer indicação de que o estado da morte possa de alguma forma ser mitigado ou que o herói possa reter alguma habilidade após a morte. Quando a alma (ou força vital) se esvai, o corpo inanimado torna-se matéria, que, mesmo manejada com carinho, lavada, ungida e amortalhada, irá – exceto por um raro ato de intervenção divina – putrefazer-se.

É na *Odisseia* que a terrível impotência e o não ser dos mortos são postos em termos explícitos. As almas dos mortos tremulam na margem distante do rio do Submundo, presumivelmente o Estige, citado várias vezes por Homero, sendo necessário cremar (como aconteceu com Pátroclo) ou enterrar os corpos mortos para que elas sejam inteiramente libertadas[20].

Na *Odisseia* aparecem, entre muitas outras, as almas de Agamémnon e Aquiles, que falam entre si. Encontra-se, também, uma longa cena em que Ulisses evoca os mortos e interroga o adivinho Tirésias para saber seu futuro[15]. O herói, a conselho de Circe, navegou para os confins do Oceano, onde *"se encontra a cidade dos homens Cimérios, que se acham sempre envolvidos por brumas e nuvens espessas; nunca foi dado alcançá-los os raios do sol resplandecente"* (HOMERO, *Odisseia*, XI: 14-16). Ele não desceu, efetivamente, ao Hades: abriu um fosso e fez sobre ele as libações e os sacrifícios rituais ordenados pela maga. Tão logo o sangue negro das vítimas penetrou no fosso,

> [...] em tropel afluíram,
> do Érebo escuro provindas, as almas [*psychai*] de inúmeros mortos,
> moços e moças, e velhos em males há muito experientes,

> e virgens tenras, há pouco, somente, do mal sabedoras.
> Muitos guerreiros afluem, por lanças de bronze feridos
> em duros prélios, que manchas de sangue nas armas ostendem. (HOMERO, Odisseia, XI: 36-41).

Atraídas pelo desejo de beber o sangue, as *psychai* afluíram com gritos horrorizantes, mas Ulisses as impediu de se aproximarem colocando sua espada sobre o fosso. O primeiro a chegar foi seu amigo Elpenor, que morrera ao cair do telhado no palácio de Circe[21]. Mantinha ainda a memória e o conhecimento, pois, como Pátroclo, seu corpo não fora cremado.

Chega também a mãe de Ulisses, Anticleia que, contudo, não reconhece de imediato o filho. Este, por três vezes tenta abraçá-la, mas é rejeitado, acreditando ter sido enganado por Perséfone, a filha de Zeus e Deméter raptada por Hades, com quem permanecia durante seis meses no Submundo. Eis a resposta de Anticleia:

> Pobre de mim, caro filho, dos homens o mais desgraçado!
> Não, não te engana Perséfone, a filha de Zeus poderoso:
> esse o destino fatal dos mortais, quando a vida se acaba,
> pois os tendões de prender já deixaram as carnes e os ossos.
> Tudo foi presa da força indomável das chamas ardentes
> logo que o espírito vivo [*thymós*] a ossatura deixou alvacenta.
> A alma [*psyché*], depois de evolar-se, esvoaça qual sombra de sonho.
> Mas cuida logo de à luz retornar; grava na alma isso tudo,
> para que possas, depois do retorno, à tua esposa contá-lo.
> (HOMERO, *Odisseia*, XI: 216-224).

"*A alma* [psyché], *depois de evolar-se, esvoaça qual sombra de sonho*". Este verso torna muito evidente que a imortalidade entendida como a vida do homem após a morte é um conceito totalmente estranho ao mundo homérico. A imortalidade é só o que a fama do herói, as grandes ações e os grandes eventos suscitam na memória dos homens; trata-se, portanto, de imortalidade como lembrança na mente dos pósteros[22].

O herói homérico vive com e deste ideal: "*para ser sempre o primeiro e de todos os mais distinguir-se*" (HOMERO, *Ilíada*, XI: 784) Foram estas as palavras que Peleu dirigiu a seu filho Aquiles. Palavras semelhantes às proferidas por Glauco, o guerreiro lício que combatia por Troia, antes da luta com Diomedes, o grande herói aqueu:

> [...] enquanto a mim, tenho orgulho de filho chamar-me de Hipóloco,
> que me mandou para Troia sagrada, insistindo comigo
> para ser sempre o primeiro e de todos os mais distinguir-me.
> (HOMERO, *Ilíada*, VI: 206-208).

Os dois homens comparam as suas genealogias e descobrem que seus ancestrais eram amigos e tinham trocado presentes valiosos. Diante de Troia, em pleno horror da guerra, em um dos raros momentos de cortesia na *Ilíada* eles repetem o gesto dos antepassados: Diomedes oferece suas armas de bronze e Glauco, suas armas de ouro. Mas, como já assinalado, em Homero os termos *phrenes* e seus derivados usados como "mente" adquirem também o significado de "sabedoria" e "prudência", virtudes que os deuses podem dar ou tirar[23]. Homero mostra, então, seu humor e ironia ao relatar a opinião de Zeus a respeito dessa troca:

> Foi quando o Crônida Zeus o juízo [*phrenes*] de Glauco conturba,
> por ter querido trocar com Diomedes as armas que tinha,
> ouro por bronze, o valor de cem bois pelo preço de nove.
> (HOMERO, *Ilíada*, VI: 243-236).

Os deuses, Zeus à frente, já estavam em guerra há muito tempo.

DEUSES EM GUERRA

Nada é mais surpreendente e desconcertante para o leitor moderno do que a presença constante de divindades na *Ilíada* e na *Odisseia*, escreve Pierre Vidal-Naquet. Homero não cessa de fazer descer à terra deuses e deusas e os faz combater em campos opostos: Atená, Hera e Posídon estão do lado dos aqueus enquanto Apolo, Ares e Afrodite são partidários decididos dos troianos. Duas deusas têm filhos entre os heróis envolvidos; Afrodite seduziu Anquises, de quem nasceu Eneias, primo de Príamo. Tétis é uma das Nereidas, mas goza de um estatuto diferente do de Afrodite: seu filho Aquiles é legítimo, nascido de sua união com o mortal Peleu.

Não apenas tomam partido como também se envolvem fisicamente. Afrodite e Ares são feridos por Diomedes; Atená está ao lado de Aquiles no duelo decisivo com Heitor, quando engana o herói troiano assumindo a aparência de seu irmão Deífobo. Também apoia Ulisses e Telêmaco ao longo de toda a *Odisseia*[1].

Essas manifestações, no entanto, talvez não devessem ser tão surpreendentes e desconcertantes para os leitores modernos visto que, como Barbara Graziosi observa, os deuses do Olimpo foram os mais incivilizados embaixadores da civilização clássica e até mesmo na Antiguidade dizia-se que eles eram cruéis, excessivamente interessados em sexo, loucos ou apenas tolos[2].

Os leitores modernos talvez já tenham esquecido que as raízes mais remotas da Guerra de Troia se encontram exatamente em um desentendimento provocado entre deusas por Éris, a Discórdia, durante as bodas de Peleu. É como narra um dos argumentos dos *Cantos Cíprios* preservados na *Crestomatia* de Proclo:

> Zeus confabula com Têmis sobre a guerra de Troia. Éris chega quando os deuses festejavam o casamento de Peleu e cria uma disputa sobre a beleza entre Atena, Hera e Afrodite. Por ordem de Zeus, elas são levadas por Hermes até Alexandre [Páris], no Ida, para o julgamento. Alexandre escolheu Afrodite, seduzido pelo casamento com Helena[3].

A Guerra de Troia, Homero registra no início da *Ilíada*, já estava nos planos de Zeus: "*cumpriu-se de Zeus o desígnio*" (HOMERO, *Ilíada*: I: 5). As motivações do mais poderoso dos deuses do Olimpo são encontradas em um escólio a este verso iliádico e que tem o seguinte teor:

> Houve um tempo em que as incontáveis tribos dos homens – sempre errantes sobre a terra – oprimem a superfície de Eia[4] de profundo seio. Vendo isso, Zeus se apiedou e decidiu em seu sábio coração livrar Geia – que a todos nutre – dos homens, causando o grande conflito da guerra de Ílio para que o fardo da Morte pudesse esvaziar o mundo. Os heróis pereceram em Troia e o plano de Zeus se concretizou[5].

No entanto, após nove anos de cerco a Guerra de Troia havia chegado a um impasse e os guerreiros aqueus não mais queriam o combate; após nove anos nas planícies troianas, estavam cansados e ansiosos para retornar a suas pátrias[6]. Agamêmnon foi, então, enganado por Zeus e tudo tem a ver com os problemas amorosos do mais poderoso deus do Olimpo.

Zeus precisava agradar tanto a sua esposa (e irmã), a deusa Hera – humilhada por Páris e ávida por vingança contra os troianos, como a Tétis – a mãe de Aquiles e uma de suas antigas paixões. De fato, ele havia disputado com Posídon a mão da bela nereida, mas encontrou um enorme problema, como relata o poeta Píndaro (518– 438 a.C.):

> Disso também dos venturosos a assembleia lembrou-se,
> quando Zeus, por causa de Tétis,
> e o ilustre Posídon querelaram pelas núpcias,
> cada um desejando que ela sua formosa
> esposa fosse, pois o amor os dominava.
> Mas para eles as imortais mentes
> dos deuses não concluíram as bodas,
> pois o determinado ouvira.
> Disse a bem atinada Têmis no meio deles,
> porque predestinado estava, que mais poderoso do que o pai
> um régio filho geraria
> a marinha deusa, que mais forte
> do que o raio e o tridente indômito
> outro dardo com a mão
> impeliria, se com Zeus ela se mesclasse. (PÍNDARO, *Ístmica*, VIII: 25-35).

Embora escrevendo séculos após a *Ilíada*, Píndaro certamente se baseava em tradições muito antigas segundo as quais Tétis daria à luz um filho mais poderoso e forte que o pai. Zeus nunca correria esse risco e o casamento de Peleu com a formosa nereida foi logo arranjado. Tétis, no entanto, sabia das fraquezas de Zeus. E sabia que ele também lhe devia um imenso favor.

Aquiles, desonrado por Agamêmnon quando este lhe tirou Briseida e desejando, por vingança, a vitória dos troianos, pede que sua mãe interceda por ele a Zeus e lhe recorda como ela salvou de uma revolta o deus mais poderoso do Olimpo. De fato, Hera, Posídon, Atená e Apolo planejaram prender e acorrentar Zeus e Tétis, ao tomar conhecimento desses planos, avisou a Briareu, tio e aliado de Zeus. Com as cinquenta cabeças e os cem braços que possuía, Briareu (também chamado de Egeu) dirigiu-se imediatamente ao Olimpo, simplesmente postou-se ao lado do sobrinho e assim fez abortar a conspiração (HOMERO, *Ilíada*, I: 397-406).

Aquiles finaliza seu pedido a Tétis com as seguintes palavras (na tradução de Christian Werner):

> Lembra-o disso agora, senta ao lado dele e agarra-lhe os joelhos
> na expectativa de que queira acudir os troianos
> e encurralar os aqueus nas popas das naus na praia,
> eles sendo mortos, para que todos desfrutem o rei,
> e também o Atrida, Agamêmnon extenso-poder,
> perceba seu desatino, pois não honrou o melhor dos aqueus.
> (HOMERO, *Ilíada*, I: 397-406).

Homero evita incluir na *Ilíada* criaturas monstruosas e inverossímeis como Briareu, mas Aquiles, o melhor dos aqueus, faz um discurso estranho e brutal em que por um momento abre as cortinas do mundo homérico ao reino por vezes nebuloso da mitologia. Tétis procura Zeus que, com certa relutância, acede ao seu pedido fazendo um discreto sinal com a cabeça para evitar que Hera saiba de sua decisão.

Mais tarde, enquanto deuses e homens dormiam, Zeus refletia como contrabalançar sua ajuda a Tétis e a solução que ele encontrou foi de uma desfaçatez cruel: envia Oniro, o Sonho, que aparece a Agamêmnon sob a forma do velho conselheiro Nestor com a falsa promessa de uma vitória fácil sobre os troianos:

> Vai, Sonho falso, até às naves velozes dos homens acaios,
> e quando a tenda alcançares do filho de Atreu, Agamêmnone,
> exatamente o recado lhe dá, que ora passo a dizer-te:
> "Manda que apreste os guerreiros arquivos, de soltos cabelos,
> sem perder tempo; é o momento, talvez, de expurgar a cidade
> ampla dos homens troianos, que os deuses do Olimpo, cindidos
> não mais se encontram, pois Hera, afinal, conseguiu convencê-los
> com suas súplicas. Sobre os troianos as dores impendem."
> (HOMERO, Ilíada, II: 8-15).

"*Imaginava, o insensato, tomar a cidade dos Troas, no mesmo dia, ignorante dos planos que Zeus concebera*" (HOMERO, Ilíada, II: 37-38), diz Homero a respeito de Agamêmnon, que, com suas vestes e o cetro reais, convoca seus guerreiros para uma assembleia. Antes de se dirigir à tropa, conta ao seu grupo mais próximo de conselheiros (que incluía o velho Nestor) o sonho que tivera e revela como vai agir: "*procurarei com palavras, primeiro, como é mais factível, aconselhar a que fujam nas naves providas de remos. Por outro lado, vós todos tentai da intenção demovê-lo*s" (HOMERO, Ilíada, II: 73-75). O comandante-em-chefe, então, proclama aos guerreiros:

> Já são corridos nove anos, mandados por Zeus poderoso;
> os lenhos todos já podres se encontram, delidos os cabos;
> nossas esposas queridas e os filhos, infantes ainda,
> em nossas casas se encontram, saudosos, enquanto nós outros
> vemos frustrada esta empresa, que a todos em Troia reúne.
> ora façamos conforme o aconselho; obedeçam-me todos:
> para o torrão de nascença fujamos nas céleres naus,
> pois é impossível tomar a cidade espaçosa dos Teucros
> (HOMERO, Ilíada, II: 134-141).

Agamêmnon provavelmente esperava que seus comandados jamais bateriam em retirada, mas o resultado de sua fala não poderia ser outro: "*a multidão correu logo, revolta, com grande alarido, em direção dos navios velozes*" (HOMERO, Ilíada, II: 149-150). O alarido chega até ao Olimpo e Hera envia Atená, que desce rapidamente e logo encontra Ulisses. Este havia tomado o cetro régio das mãos de Agamêmnon e tentava convencer os aqueus a voltarem ao campo de batalha.

Entre os guerreiros em fuga Ulisses encontra o mais feio deles, o deformado Tersites, que, além de insultar Agamêmnon, bradava com voz estridente:

> Bando covarde e imprestável de Arquivas, não digo de Arquivos!
> Sim, para casa voguemos, deixando-o nos plainos de Troia,
> a digerir quantos dons lhe couberam por sorte. Que sinta
> se de vantagem lhe somos, ou não, nos perigos da guerra,
> já que o divino Pelida, que tão superior lhe é em tudo,
> muito ofendeu: sua escrava tomou e dela, ora, goza.
> (HOMERO, *Ilíada*, II: 235-240).

Ulisses o golpeia com o cetro e Tersites retira-se aos prantos[7]. Homero faz, então, um relato espantoso: Atená atiça a guerra. Ela,

> [...] irradiante, atravessa as fileira acaias
> a estimular os guerreiros, fazendo acordar-lhes no peito
> o irresistível ardor de aos combates, sem pausa, entregarem-se.
> Pare eles todos, realmente, mais doce era entrar nos combates
> do que voltar para a pátria querida nas côncavas naus.
> (HOMERO, *Ilíada*, II: 450-454).

A deusa faz a guerra tornar-se mais doce que a paz. Após nova invocação à musa, Homero passa a fazer o imenso Catálogo das Naus[8]. Zeus, a fim de rematar seu plano, envia a deusa Íris para alertar Heitor e seus comandados troianos reunidos em assembleia dentro das muralhas de Troia. E o Canto II finaliza com o catálogo bem menor dos troianos e seus aliados, dezesseis contingentes.

Na verdade, para concretizar seu plano Zeus utiliza estratégias complicadas e parece jogar com o destino dos pobres mortais. Favorece os troianos a pedido de Tétis e, quando Aquiles volta ao combate, muda de posição. Intervêm várias vezes para impedir os deuses de combater ou, de maneira oposta, dá-lhes total liberdade. Ama seu filho troiano, Sarpédon, mas, atendendo aos deuses favoráveis aos aqueus, deixa-o morrer[9]. Demonstra afeição por Heitor, que lhe homenageia com muitos sacrifícios, porém não o protege quando chega o dia fatal de sua morte. Em síntese, ele sabe que não é onipotente, mas não cessa de lembrar que, sozinho, é mais poderoso que todos os outros deuses e que tem condições de expulsá-los do Olimpo[10].

As intervenções constantes de deuses e deusas de certa foram põem em xeque o caráter laico da medicina homérica, muito enfatizado por Charles Daremberg[11]. De fato, na *Ilíada*, Macáon e Podalírio cuidavam das feridas de guerra, cujas causas eram evidentes e não exigiam que passassem do visível ao invisível para diagnosticá-las e tratá-las. Eles nunca oravam aos deuses pedindo sua ajuda. Como as feridas foram tratadas por humanos em termos humanos, a medicina homérica foi admirada por existir em um "espaço não teológico", mas isso não combina muito com as intervenções divinas onipresentes na poesia homérica, Robin Lane Fox argumenta[12].

Com efeito, esse suposto espaço não foi respeitado de forma consistente, a começar pela peste que se abateu sobre o exército grego por ação de Apolo[13]. Aliás, Apolo e Ártemis atingiam pessoas com doenças e morte violenta, mas também tinham dardos suaves que provocavam uma morte serena na velhice:

> Mas, quando pelas cidades os homens mortais envelhecem,
> Ártemis a eles, e Apolo, o deus do arco de prata, se chegam
> e, com seus raios suaves, a vida dos membros lhes tiram.
> (HOMERO, *Odisseia*, XV: 409-411).

Na *Ilíada*, o herói ferido com frequência clama pela ajuda divina. Na maioria dos casos, a assistência de um deus ou uma deusa não implica necessariamente em uma cura, mas demonstra que o herói em questão é suficientemente importante para atrair o interesse divino e, consequentemente, o do público. A assistência divina assume diferentes formas, cada uma revelando o status do herói no poema, escreve Tamara Neal[14]. Alguns deles são salvos da morte, como Eneias e Páris.

Eneias, ferido por uma imensa pedra lançada por Diomedes, é socorrido por sua mãe, Afrodite:

> Cobre-lhe os olhos brilhantes, depressa, a caligem da Noite.
> E o chefe de homens, Eneias, talvez perecesse ali mesmo,

> se o não tivesse notado Afrodite, de Zeus a donzela,
> mãe carinhosa, que o havia de Anquises, o pastor, concebido.
> Os braços níveos lançou, logo, à volta do filho querido
> numa das dobras do manto luzente envolvendo-lhe o corpo,
> que lhe servisse de amparo, se, acaso, um do Dânaos tentasse
> a arma aguçada no peito enterrar-lhe, arrancando-lhe a
> vida. (HOMERO, *Ilíada*, V: 310-317).

Apolo, então, conduz Eneias para Pérgamo, onde o guerreiro foi curado por Ártemis e Leto:

> Febo tirou logo a Enéias da luta, depondo-o na sacra
> Pérgamo, dentro do templo que fora para ele construído,
> no ádito grande do qual dele cuidam, deixando-o mais belo,
> Ártemis, deusa frecheira infalível, e Leto adorável.
> (HOMERO, *Ilíada*, V: 445-648).

Páris foi outro salvo da morte por Afrodite. Em duelo com Menelau, este investe contra o assustado e pusilânime Páris[15], que escapa de um violento golpe de espada, mas

> [...] o delicado pescoço apertado ficou pela tira
> que, por debaixo da barba, servia de freio para o elmo.
> E, por ventura, o arrastara, colhendo com isso grande glória,
> se o não tivesse Afrodite, a donzela de Zeus, percebido,
> que fez tomper-se a correia tirada de um boi morto à força.
> (HOMERO, *Ilíada*, III: 371-375).

Apenas o elmo vazio chegou às fileiras dos aqueus. Menelau tenta, então, atingir Páris com uma lança, mas Afrodite leva o seu protegido ao quarto de Helena:

> [...] em espessa neblina envolvendo-o,
> foi colocá-lo no tálamo odoro e de enfeites ornado.
> Passa a chamar logo a Helena. Encontrou-a, realmente, num quarto
> da torre excelsa, rodeada de muitas mulheres troianas.
> (HOMERO, *Ilíada*, III: 381-384).

Eneias e Páris não só foram salvos como também foram retirados do campo de batalha. Apenas os guerreiros troianos são removidos de uma cena de quase morte, seja por Afrodite, Posídon ou Apolo.

Há outras formas de ajuda dos deuses, entre elas o desvio de armas, como na cena em que Atená protege Menelau contra a flecha do arqueiro Pândaro[16] e até mesmo a cura, exemplificada no atendimento prestado por Apolo ao troiano Glauco. Após receber um ferimento de flecha em seu ombro e sem um médico por perto, Glauco

> [...] a Febo Apolo, ao que longe asseteia, desta arte suplica:
> "Ouve, Senhor, meu pedido, que te aches na Lícia fecunda,
> quer entre os homens de Troia. De todas as partes escutas
> aos que, como eu, te suplicam em meio a grande desdita.
> Olha-me! Tenho esta grave ferida e padeço de dores
> insuportáveis no braço; não vejo maneira de o sangue
> negro deixar de correr; o ombro sinto pesado e sem força".
> (HOMERO, *Ilíada*, XVI, 513-519).

Apolo estava no Monte Ida, mas o curou mesmo à distância e com surpreendente rapidez. Sendo Glauco um importante guerreio das forças troianas, fica claro a que lado da luta Apolo dava apoio:

> Isso disse ele na súplica; ouvido por Febo foi logo
> que lhe acalmou prontamente a tortura; da chaga dorida
> o negro sangue detém e no peito lhe infunde energia.
> Glauco sentiu logo o efeito, alegrando-se no íntimo da alma,
> por ver que o deus se apressara a atender-lhe o pedido
> aflitivo. (HOMERO, *Ilíada*, XVI, 527-531).

Não apenas os deuses tomam partido como também se envolvem fisicamente nos combates. Diomedes, gravemente ferido por uma flecha e sangrando profusamente, rezou a Atená:

> Ouve-me, Atena, donzela indomável de Zeus poderoso!
> Se hás, em verdade, ajudado a meu pai nas batalhas cruentas,
> mostra-te – ó deusa – também generosa no transe em que me acho.
> Faze com que com minha lança consiga atingir o indivíduo

> que me asseteou em primeiro lugar e, ora, ufano, assevera
> que a luz fulgurante do sol não hei gozar muito tempo.
> (HOMERO, *Ilíada,* V: 115-120).

A deusa não somente lhe restaurou a saúde e o vigor como ainda lhe deu um estranho conselho, o de ferir Afrodite:

> Não te aventures, jamais, a lutar contra os deuses eternos,
> caso te venha tentar algum nume do Olimpo elevado;
> contra nenhum; mas se a filha de Zeus poderoso, Afrodite,
> se aventurar a lutar, então fere-a com o bronze afiado.
> (HOMERO, *Ilíada,* V: 129-132).

Diomedes encontra Afrodite e lhe provoca um ferimento doloroso na mão:

> [...] a extremidade da mão delicada, com a lança pontuda,
> fere de leve. Foi fácil ao bronze riscar a epiderme,
> pós ter o manto divino, que as Graças teceram, rasgado,
> junto ao punho. Escorreu logo, o icor imortal da deidade,
> sangue que corre nas veias de todos os deuses eternos.
> Não se alimentam de pão; roxo vinho não bebem, por isso
> sangue não têm, como os homens, que deuses eternos
> lhe chamam.
> Um grito solta Afrodite, deixando cair logo o filho.
> No mesmo instante, as ambas Apolo estendeu, envolvendo-o. (HOMERO, *Ilíada*, V: 336-344).

O filho que Afrodite deixa cair é Eneias, que a deusa protegia como acima relatado. Levada para o Olimpo, ela foi consolada por Dione, sua mãe, que relata outros ferimentos causados aos deuses pelos homens:

> Hera, também, já sofreu quando o herói Anfitriônio no seio
> destro a feriu com uma seta dotada de três farpas ásperas.
> Dor insofrível teve ela de, então, padecer, em verdade.
> Hades, o monstro, também, sofreu muito, em virtude de um dardo
> por esse mesmo homem forte atirado, de Zeus descendente,
> no próprio sólio dos mortos, causando-lhe dor infinita.

> O coração angustiado, com dor indizível, foi ele
> para o palácio de Zeus, no vastíssimo Olimpo.
> Encravara-se-lhe
> no ombro possante o fautor do sofrer que lhe o peito
> excruciava. 400
> Péone, logo, deitou eficaz lenitivo na chaga,
> que o fez sarar, pois de fato não era de estirpe terrena.
> (HOMERO, *Ilíada*, V: 392-402).

Há nesses versos algumas informações importantes a respeito da natureza dos ferimentos divinos e seu tratamento. A primeira é que os deuses não tinham o mesmo sangue que os homens – o deles chamava-se icor ou ícor (ἰχώρ, transl. *ichór*). Nem a dieta é a mesma, pois não consumiam nem vinho nem pão, mas néctar e ambrosia, palavra que, aliás, significa "bebida da imortalidade". Além disso, os deuses tinham seu próprio médico, Péon, mencionado por Homero quando da poção preparada por Helena[17]. Mortalidade, imortalidade: aí está a fronteira essencial[18].

Homero separa o âmbito da imortalidade da esfera da mortalidade por uma linha demarcatória intransponível. Para ele, o melhor médico, até mesmo um Asclépio ou o mais divino Quirão, permanece, com seu ser e atuação, preso ao âmbito da mortalidade. Péon, como uma fonte de cura superior, encontra-se acima desses médicos. Ao lado de Apolo, ele permanece como um poder exclusivo de cura, um médico dos deuses cuja luz ofuscava a de Asclépio[19].

Como Marina Berzins McCoy comenta, Homero estabelece diferenças profundas nas reações dos mortais e dos deuses feridos na *Ilíada*. Os ferimentos dos deuses resultam em dor e sofrimento pessoal, mas como a morte não é um resultado possível, um deus ou uma deusa tem pouca ou nenhuma preocupação com a dor sofrida por outros deuses.

Eles não sentem muita simpatia uns pelos outros e os ferimentos não são meios de fortalecer seus laços; na verdade, ocorre uma divisão maior, como quando Afrodite e Ares fazem suas queixas que Zeus considera serem indicações de fraqueza. Os ferimentos dos seres humanos, porém, têm consequências maiores e não podem ser entendidos como queixas inúteis face à indiferença divina. Assim, os ferimentos dos seres humanos apontam para a fragilidade da vida e ao mesmo tempo remete à crescente importância de cultivar valores autenticamente humanos e solidários em meio ao sofrimento e à morte[20].

Não cabe aqui uma abordagem específica sobre a religião homérica ou o que mais apropriadamente Pierre Vidal-Naquet chama de politeísmo homérico. No entanto, alguns comentários sobre este tema se fazem necessários. Em primeiro lugar, não deve ser esquecido que Homero – ou, antes, os Homeros (na hipótese mais provável de que o poeta da *Odisseia* não seja o mesmo da *Ilíada*) – não é um teólogo, mas sim um aedo. Homero é uma fonte ao lado de muitas outras para os historiadores das religiões, mas saber qual sua própria religião é uma tarefa impossível. Ele busca seduzir seus ouvintes e, quando se trata dos deuses, por vezes o faz com humor[21].

Além disso, há um fato paradoxal no poema homérico: os deuses estão próximos e distantes. Estão próximos porque certos heróis – nem todos – falam com eles, mas nem sempre com respeito e consideração. A relação normal é, com efeito, distante: os deuses com frequência se comunicam com os homens por meio de sonhos, alguns dos quais enganadores[22].

Bruno Snell, por sua vez, considera que nos poemas homéricos a fé nos deuses olímpicos já havia exorcizado o apavorante e o insólito que se apresentavam ao homem como o numinoso ou o demoníaco nas representações religiosas mais primitivas. Essa transformação aparece realizada de modo tão radical que se torna difícil entender essa religiosidade. Se os gregos esqueceram o que seria o medo, evidentemente eles também perderam uma determinada fé; diante da religião homérica e dos deuses olímpicos, chega-se quase a duvidar de que ainda seja uma verdadeira "fé"[23]. Além do mais, entre os gregos não existia uma história da criação, seus deuses não podiam criar do nada, apenas inventar ou transformar[24].

A divindade tampouco é entendida com humildade ou amor, o que só acontecerá com o cristianismo. Surpresa, espanto e admiração são os sentimentos que a manifestação da divindade desperta no homem homérico. Exemplo disso é a cena em que Atená aparece a um Aquiles furioso que tencionava matar Agamêmnon. A surpresa, o espanto e a admiração de Aquiles são muito evidentes na tradução de Christian Werner:

> Parou atrás do Pelida e puxou sua loira cabeleira,
> aparecendo só para ele; ninguém mais a viu.
> Aquiles voltou-se, pasmo, e de pronto reconheceu
> Palas Atena – seus olhos, terríveis, brilharam. (HOMERO, *Ilíada*, I: 197-200).

Esses sentimentos não são especificamente religiosos, nem mesmo em Homero. Também as belas mulheres e os fortes heróis são olhados com admiração; os arneses artisticamente trabalhados são "maravilhosos de ver". Os sentimentos que o grego experimenta diante do belo vêm sempre acompanhados de uma espécie de frêmito religioso; para ele, a admiração sempre conservará alguma coisa do seu caráter de horror sublimado. Em muitos pontos da *Ilíada* e da *Odisseia*, o homem fica pasmo e maravilhado diante da divindade que a ele se manifesta. "E por ventura não será o ato da oração, para os gregos dos séculos mais tardios, também um gesto de admiração?" interroga Snell[25].

Os deuses do Olimpo, porém, morreram com a filosofia e sobreviveram na arte, mesmo quando a fé natural se havia apagado. Encontraram sua forma mais perfeita e mais determinante para as idades futuras a partir da época de Péricles, ou seja, quando os artistas certamente já não eram mais crentes no sentido antigo[26].

Aliás, no Livro II (*Euterpe*) de sua *História*, Heródoto (485 – 425 a.C.) registra que "quase todos os nomes dos deuses passaram do Egito para a Grécia. Não resta dúvida de que eles nos vieram dos bárbaros. As perquirições que realizei em torno de suas origens convenceram-me de que assim foi"[27]. E acrescenta:

> Durante muito tempo ignorou-se a origem de cada deus, sua forma e natureza, e se todos eles sempre existiram. Homero e Hesíodo, que viveram quatrocentos anos antes de mim, foram os primeiros a descrever em versos a teogonia, a aludir aos sobrenomes dos deuses, ao seu culto e funções e a traçar-lhes o retrato[28].

Os leitores modernos agora tendem a tratar os deuses olímpicos como uma ficção ou uma sublime frivolidade, acreditando que a poesia épica é essencialmente livre para inventar o que quer que deseje. Mas, não é bem assim, elucida Barbara Graziosi. Os poetas épicos estavam atentos aos deuses, embora jamais sugerissem que eles eram realmente perfeitos. Na realidade, essa ideia lhes teria parecido absurda, considerando que as divindades infligiam coisas horríveis aos inocentes mortais. A intenção desses poetas era oferecer um panorama dos deuses e de suas ações para que os mortais começassem a entendê-los.

As viagens dos deuses, por exemplo, afetavam a atividade em seus santuários na vida real. Delfos só abria as portas no verão porque os poetas diziam que era nessa época que Apolo visitava o local. Ao contrário do Deus onipresente da teologia cristã, os deuses gregos estavam presentes ou ausentes, e quando se afastavam os oráculos não funcionavam e as preces não eram atendidas. Algo semelhante ocorria também em Epidauro em relação a Asclépio. Assim, a palavra *atheos* não significava *ateu* em grego antigo: em vez disso, comumente descrevia uma pessoa que tinha sido abandonada pelos deuses.

Os deuses são e não são como os seres humanos; pertencem ao nosso mundo, mas não o transcendem; às vezes parecem inteiramente antropomórficos, mas podem, de repente, se tornar mais abstratos e misteriosos. Ao combinar metáfora e realidade, os poemas épicos sugerem que os mortais comuns nunca poderão de fato entendê-los. Sua suprema realização foi descrever para nós os deuses do Olimpo em palavras, experiências e imagens que são inteiramente nossas, conclui Graziosi[29].

Experiências e imagens impressionantes surgem daquele que, na opinião de Pierre Vidal-Naquet, foi o mais espantoso dos encontros entre homens e deuses descritos por Homero: a batalha entre Aquiles e o rio Escamandro (ou Xanto). Cansado de carregar os cadáveres das vítimas do filho de Peleu, em ondas sucessivas e violentas o rio-deus tenta afogar o herói até que Hefesto, a pedido de Hera, o socorreu com o fogo de sua forja. A batalha do fogo e da água tem repercussões cómicas e remete às cosmologias que, no século VI a. C., serão criadas pelos primeiros filósofos[1].

"*Minha bela corrente está entulhada de mortos. Não me é possível levar para as ondas divinas as águas que me represam os corpos; e tu de matar não desistes*" (HOMERO, *Ilíada*, XXI: 218-220), queixa-se o Escamandro. Hera pede ajuda a seu filho coxo e Hefesto faz uma aparição espetacular. As palavras de Homero parecem compor um noticiário comum em nossos dias:

> Primeiramente, incendiou todo o plaino, queimando os cadáveres
> inumeráveis dos Teucros que Aquiles privara de vida.
> A água brilhante deixou de correr pelas margens do rio.
> Tal como um campo irrigado se enxuga depressa, no outono, ao soprar Bóreas, e alegre se mostra a quem vai cultivá-lo:
> seca-se toda a planície, ficando queimados os corpos.

> Contra a corrente, depois, vira Hefesto a potência do fogo.
> As tamarineiras viçosas, os olmos, os belos salgueiros
> o fogo abrasa; arde o junco e a morraça, arde o loto,
> que em abundância crescia nas margens da bela torrente.
> Sofrem tormento as enguias e os peixes nos vórtices túrbidos,
> desorientados, saltando por todos os lados, opressos
> pela violência do sopro de Hefesto de engenho fecundo.
> (HOMERO, *Ilíada*, XXI: 343-355).

Devastando as paisagens belas e serenas que com tanta dedicação imprimira no escudo de Aquiles, Hefesto é enredado no círculo fatídico do filho de Tétis e, em consequência, também contribui para a destruição do meio ambiente. As guerras jamais são limpas.

E hoje talvez estejamos vivendo uma nova *Ilíada*, travando uma Guerra de Troia contra a natureza, escreve Sylvain Tesson. Extinguimos espécies e desertificamos os solos. Não é preciso ser um ecologista militante para perceber que a humanidade está ultrapassando os limites e as forças se excedem: as dos homens uns para com os outros e a dos homens para destruir o meio ambiente. Os homens se tornaram Aquiles[30]. Em plena era antropocênica, Homero nos convida a pensar seriamente a esse respeito.

PESTE EM TROIA, TEBAS E ATENAS

Já nos primeiros versos da *Ilíada* encontra-se uma cena comovente: Crises, um idoso sacerdote de Apolo, com grande coragem e portando o cetro dourado de sua classe, chega ao acampamento aqueu para suplicar a devolução de sua filha Criseida. A jovem tinha sido raptada, conforme narra um dos argumentos preservados dos *Cantos Cíprios*.

Na primeira expedição, os aqueus navegaram até a Teutrânia, que saquearam pensando tratar-se de Ílio. Então, na segunda jornada,

> [...] quando desembarcaram em Ílio, os troianos os barram. Os helenos recolhem seus mortos e mandam emissários aos troianos, exigindo a devolução de Helena e o seu tesouro. Como os troianos não concordaram, eles iniciaram o sítio e em seguida saíram para devastar a região e as cidades nos arredores. Aquiles toma Briseida como espólio e Agamêmnon toma Criseida. Manifesta-se o plano de Zeus de ajudar os troianos apartando Aquiles da aliança helênica e ocorre um catálogo dos aliados de Troia[1].

O texto do poema cíprio termina aqui e a sequência desses acontecimentos continua na *Ilíada*, que tem início com os seguintes versos:

> Canta-me a cólera – ó deusa! – funesta de Aquiles Pelida
> causa que foi de os Arquivos sofrerem trabalhos sem conta
> e de baixarem para o Hades as almas de heróis numerosos
> e esclarecidos, ficando eles próprios aos cães atirados
> e como pasto de aves. Cumpriu-se de Zeus o desígnio.
> (HOMERO, *Ilíada*, I: 1-5).

O rapto de mulheres e a violência sexual são crimes hediondos que ocorrem em guerras desde eras muito remotas. O rapto dessas duas jovens, no entanto, teve graves consequências. Crises

> [...] viera, até às céleres naus dos Aquivos,
> súplice, a filha reaver. Infinito resgate trazia,
> tendo nas mãos as insígnias de Apolo, frecheiro infalível,

> no cetro de ouro enroladas. Implora aos Aquivos presentes, sem
>
> exceção, mas mormente aos Atridas, que povos conduzem. (HOMERO, *Ilíada*, I: 12-16).

O apelo é dirigido de modo especial a Menelau e Agamêmnon, os Atridas ou filhos de Atreu, e principais comandantes aqueus. A anuência a esse pedido humilde e respeitoso resultaria em incontáveis presentes de resgate e, certamente, na boa vontade de Apolo. Todos parecem inclinados a acatar o pedido. Há apenas um indivíduo para o qual tal ato de compaixão é inaceitável: o comandante-em-chefe do exército aqueu, Agamêmnon, a quem, feita a divisão do butim, coube a filha do sacerdote.

O rei de Micenas, o mais rico e poderoso de todos os membros da coalisão, faz sua entrada na *Ilíada* de maneira odiosa:

> Velho, que nunca te venha a encontrar junto às céleres naves,
>
> quer te detenhas agora, quer voltes aqui novamente,
>
> pois as insígnias do deus e esse cetro de nada te valem.
>
> Não na liberto, está dito. Que em Argos, mui longe da terra do nascimento, há de velha ficar em o nosso palácio,
>
> a compartir do meu leito e a tecer-me trabalhos de preço.
>
> Não me provoques; retira-te, caso desejes salvar-te. (HOMERO, *Ilíada*, I: 26-32).

Insultado e amedrontado pela recusa arrogante, o sacerdote retira-se e

> [...] de um ponto afastado, dirige oração fervorosa
>
> a Febo Apolo, nascido de Leto de belos cabelos:
>
> "Ouve-me, ó deus do arco argênteo, que Crisa, cuidoso, proteges
>
> e a santa Cila, e que tens o comando supremo de Tênedo!
>
> Ajudador! Já te tenho construído magníficos templos,
>
> bem como coxas queimado de pingues ovelhas e touros.
>
> Ouve-me, agora, e realiza este voto ardoroso, que faço:
>
> possas vingar dos Aqueus, com teus dardos o pranto que verto". (HOMERO, *Ilíada*, I: 35-42).

Tem início, então, a primeira epidemia conhecida na literatura ocidental. Começou matando animais e, alastrando-se rapidamente, passou a dizimar pessoas. Ninguém considerou que ela tivesse como causa um fator natural, uma infecção, por exemplo; assim, um vidente, não um médico, foi chamado para descobrir sua origem. A causa da peste foi explicitamente relacionada a Apolo, o deus-sol brilhante que agora "*à Noite semelha*" e se torna ainda mais assustador, suas flechas invisíveis acertando sem serem vistas, assim como bactérias ou vírus atacam em uma pandemia[2].

O apelo de Crises

> [...] ouvido por Febo foi logo.
> O coração indignado, se atira dos cumes do Olimpo;
> atravessado nos ombros leva o arco e o carcás bem lavrado.
> A cada passo que dá, cheio de ira, ressoam-lhe as flechas
> nos ombros largos; à Noite semelha, que baixa terrível.
> Longe das naves se foi assentar, donde as flechas dispara.
> Do arco de prata começa a irradiar-se um clangor pavoroso.
> Primeiramente, investiu contra os mulos e os cães velocíssimos;
> mas, logo após, contra os homens dirige seus dardos pontudos,
> exterminando-os. Sem pausa, as fogueiras os corpos destruíam.
> Por nove dias, as setas do deus dizimaram o exército;
> mas, no seguinte, chamou todo o povo para a ágora, Aquiles.
> Hera, de braços brilhantes, lhe havia inspirado esse
> alvitre, pois tinha pena dos Dânaos, ao vê-los morrer desse modo. (HOMERO, *Ilíada*, I: 43-56).

Após dez dias da mortandade, Aquiles convoca uma assembleia. É a primeira ação do herói na *Ilíada*, preocupado com o desenrolar da guerra, com as mortes e com as possíveis soluções para aquela situação. E não deixa de ser significativo como ele – que agora, por ação de Hera, atua como o protetor dos guerreiros que sofrem pelas desastrosas decisões de Agamêmnon – causaria o sofrimento e a morte desses mesmos guerreiros quando se vê desonrado publicamente.

O desfecho da assembleia é conhecido: Calcas, o adivinho grego, revelou que a peste continuaria a dizimá-los a menos que Criseida fosse devolvida ao pai sem resgate, *"sem prêmio nenhum"* (HOMERO, *Ilíada*, I: 99). A reação de Agamêmnon é, mais uma vez, inadequada. Insulta o vidente e concorda em devolver Criseida – mas em compensação exige que lhe seja entregue Briseida, a cativa de Aquiles.

Após uma longa e exacerbada discussão, Aquiles acaba por perder sua própria cativa e, em prantos, vai queixar-se a sua mãe, Tétis, e lhe pede que interceda junto de Zeus a fim de vingar a sua honra[3]. Furioso, retira-se do campo de batalha para o qual só retornará após a morte de seu querido amigo Pátroclo.

A peste não cessou por meio de medicamentos ou distanciamento social, mas apenas quando o exército grego, após ter sido purificado, ofereceu holocaustos ao deus. Apolo atendeu, então, ao pedido de seu sacerdote:

> Purificaram-se todos, jogando no mar as escórias,
> e a Febo Apolo ofertaram, de cabras e touros seletos,
> uma hecatombe completa na praia do mar incansável.
> Nas espirais da fumaça até o Céu o perfume subia. (HOMERO, *Ilíada*, I: 314-317).
> (...)
> Ambos os braços alçando, o ancião implorou em voz alta:
> "Ouve-me, ó deus do arco argênteo, que Crisa, cuidoso, proteges,
> e a santa Cila, e que tens o comando supremo de Tênedo!
> Do mesmo modo que ouviste o pedido que fiz no outro dia,
> e me deste honra, infligindo castigo ao exército acaio,
> mais uma vez te suplico atenderes-me ao que ora te peço:
> livra os Argivos da peste terrível que as hostes dizima".
> Isso disse ele na súplica; ouvido por Febo foi logo. (HOMERO, *Ilíada*, I: 450-457).

Apolo desempenha um duplo papel, sendo ao mesmo tempo causador e curador da peste, uma dualidade que o torna ainda mais complexo. Nesse cenário, não havia lugar para um *iatros*, um médico, pois todos acreditavam que a peste era de origem divina e, em consequência, seria necessária a ajuda de alguém com capacidade de entender os deuses e com eles dialogar. O término da peste passou a ser um assunto de negociação apenas com Apolo.

De acordo com Vivian Nutton, a crença de que uma doença que afetava tantas pessoas pudesse ter uma causa relacionada à raiva de alguma divindade existia em toda a região do Mediterrâneo, em especial no Antigo Testamento. Mesmo nas sociedades modernas do Ocidente que conhecem os efeitos da poluição, desnutrição, doenças infecciosas, vírus, bactérias entre outros males, uma dimensão religiosa ou moral não está inteiramente ausente de discussões sobre epidemias, como as reações iniciais à disseminação da AIDS (*Acquired Immunodeficiency Syndrome*) na década de 1980 demonstraram.

No entanto, o consenso dos gregos diante das muralhas de Troia de que a epidemia que os atingia era resultado da raiva divina não prova que Homero e seu público atribuíam todas as doenças aos deuses. O pressuposto de que Apolo, Ártemis, Zeus ou outro deus poderia enviar uma doença para uma comunidade ou para pessoas era amplamente compartilhado. Havia, porém, sinais de outras opiniões.

A dor excruciante da ferida fétida de Filoctetes foi atribuída a uma causa aparentemente natural, a mordida de uma serpente. Na *Odisseia*, encontra-se a pergunta ao mesmo tempo religiosa e agnóstica de Ulisses à mãe no mundo dos mortos para saber se ela morrera depois de uma longa doença ou se fora atingida pelas flechas de Ártemis: "*Vamos! Agora me fala e responde conforme a verdade: como domou o destino, infligindo-te morte implacável? Foi demorada a doença? A ti veio, talvez, a frecheira, Ártemis, que te privasse da vida com dardos suaves?*" (HOMERO, *Odisseia*, XI: 170-173).

Não havia, contudo, um Livro de Jó grego que refletisse sobre as causas do sofrimento humano individual e a prosperidade até chegar à conclusão de que a inescrutabilidade dos desígnios de Deus ao permitir essas diferenças fazia parte de Sua majestade. Em vez disso, havia uma série de explicações que se sobrepunham umas às outras e que eram escolhidas como apropriadas em determinada situação. Algumas envolviam de maneira direta os deuses, outras indiretamente ou sem relação com eles, conclui Nutton[4].

Há outro aspecto importante e pouco conhecido a respeito do papel desempenhado por Apolo. Em algumas traduções da *Ilíada* – como, por exemplo, na de Christian Werner–, o apelo de Crises é feito nos seguintes termos:

> Ouve-me, Arco-Prateado, tu que zelas por Crises
> e pela numinosa Cila e reges Tênedos com poder.
> *Esminteu:* se te agradei ao cobrir tua morada
> ou se uma vez te queimei gordas coxas
> de touros e cabras, realiza-me esta vontade:
> com tuas setas paguem os dânaos pelo meu choro.
> (HOMERO, *Ilíada*, I: 37-42, grifo nosso).

Entre os seus numerosos atributos, Apolo era adorado com o epíteto de Esminteu (Σμινθεύς, *Smintheús*, ou literalmente, *rato-deus*). Homero sabia que Troia devia ter sido devota ardente de Apolo, tanto que o alista como inimigo jurado dos aqueus. É até possível que a cidade fosse a sede favorita do culto ao Apolo Esminteu. Mas, embora não haja razão para duvidar de seu significado no dialeto cretense e eólico, esse termo é uma perplexidade para os etnógrafos.

Não há qualquer vestígio desse culto na Grécia continental nem de qualquer tipo de reverência prestada ao rato. Muito antigos, o epíteto e o culto talvez não tenham sobrevivido. Não é, porém, difícil explicar o motivo da adoração ao deus sob essa denominação: Apolo seria o guardião das sementes e das lavouras, aquele que protege o lavrador da praga dos ratos do campo[5].

Além disso, a maioria das pestes e epidemias da Antiguidade tinha nos portos sua porta de entrada, sugerindo que os navios que transportavam ratos infectados pela bactéria *Yersinia pestis* teriam disseminado a peste bubônica. Em consonância com tal fato, todos os templos dedicados a Apolo Esminteu estavam situados estrategicamente nas ilhas ou na costa a fim de que os adoradores pedissem proteção contra a peste trazida pelas naus.

Explica-se dessa forma a razão pela qual o velho sacerdote Crises lançou seu pedido de socorro especificamente ao Apolo Esminteu, o deus causador da peste bubônica e, por extensão, de todas as pestes ameaçadoras. O Esminteu controlava os roedores e assim podia provocar não apenas a peste, mas, dizimando as colheitas, também a fome, o que contribuiria para a derrota das tropas inimigas[6].

Considerar a *Yersinia pestis* como causa da peste de Troia é apenas uma suposição uma vez que Homero não descreveu os sintomas, o que torna impossível determinar o agente etiológico. Ainda assim – e com milhares de anos de atraso – os pesquisadores continuem tentando identificá-lo para, segundo afirmam, "desmistificar" a epidemia, um exemplo de uma zoonose. O agente etiológico mais provável seria um vírus RNA da família Alphavírus, capaz de provocar encefalite em humanos, equinos e em diversos outros animais como bovinos, suínos e cães. O vírus seria, hipoteticamente, transmitido de mulas para humanos por meio de mosquitos e não por ratos[7].

Aliás, essa "desmistificação" já foi longe demais. Como os ratos não tiveram participação na peste e sendo as flechas do Esminteu as transmissoras diretas da doença, alega-se que o som aterrorizante do arco de Apolo – *do arco de prata começa a irradiar-se um clangor pavoroso* (HOMERO, *Ilíada*, I: 49) – seria uma metáfora para o som aterrorizante produzido por milhares de mosquitos[6]. Em apoio a essa opinião estaria o fato de que, quando as flechas de Apolo foram usadas para outros fins letais, nenhuma ênfase foi dada ao som que produziam. A origem dos mosquitos poderia ser explicada pelas precárias condições sanitárias do acampamento grego; no entanto, como eles só foram reconhecidos como vetores de doenças virais no século XIX, Homero teria recorrido à intervenção de Apolo e suas setas[7].

Em Tebas também ocorreu uma peste, descrita na tragédia *Édipo Rei*, de Sófocles. O mito de Édipo é muito antigo e o próprio Homero remete a ele quando, na *Odisseia*, faz Ulisses ver as almas dos mortos.

> Vi, depois dela, a mãe de Édipo, a bela rainha Epicasta [Jocasta],
> a quem o filho, assassino do pai, por esposa tomara.
> Nesse atrocíssimo crime a mãe dele insciente foi cúmplice.
> Em breve os deuses, porém, aos mortais o ocorrido contaram. (HOMERO, *Odisseia*, XI: 271-274).

Com seus personagens e acontecimentos trágicos, com suas diferentes fontes e versões, o mito é um dos mais ricos em simbolismos e não por acaso está estreitamente ligado à psicanálise, muito embora essa apropriação não esteja totalmente isenta de críticas[8]. Mas, o que interessa aqui é como a epidemia foi desencadeada e como foi contida.

Ficam evidentes alguns paralelos entre a peste de Troia e a de Tebas, que se inicia também como um castigo divino:

> A divindade portadora do flagelo
> da febre flamejante ataca esta cidade;
> é a pavorosa peste que dizima a gente
> e a terra de Cadmo antigo, e o Hades lúgubre
> transborda de nossos gemidos e soluços. (SÓFOCLES, *Édipo Rei*, 36-40).

Ares é a divindade portadora do flagelo, como fica claro quando o Coro pede a Ártemis, guardiã da cidade: "*faze também com que Ares potente que agora nos ataca esbravejando e sem o bronze dos escudos queima-nos, vá para longe, volte-nos as costas*" (SÓFOCLES, *Édipo Rei*, 231-234). É o deus da guerra sobre o qual o próprio Zeus confessa ser "*entre todos os deuses, aquele a quem mais ódio tenho*" (HOMERO, *Ilíada*, V: 890). Em Tebas, no entanto, ele atua "*sem o bronze dos escudos*", ou seja, mesmo não havendo guerra.

Os sintomas e efeitos da epidemia são mais detalhados do que na *Ilíada* e, além das numerosas mortes de humanos e animais, a perda das colheitas e a dificuldade de novos nascimentos são também mencionadas. A cidade como um todo parece sofrer de uma doença fatal:

> O povo todo foi contagiado
> e já não pode a mente imaginar
> recurso algum capaz de nos valer!
> Não crescem mais os frutos bons da terra;
> mulheres grávidas não dão à luz,
> aliviando-se de suas dores;
> sem pausa, como pássaros velozes,
> mais rápidas que o fogo impetuoso
> as vítimas se precipitam céleres
> rumo à mansão do deus crepuscular[9].
> Tebas perece com seus habitantes
> e sem cuidados, sem serem chorados,
> ficam no chão, aos montes, os cadáveres,
> expostos, provocando novas mortes. (SÓFOCLES, *Édipo Rei*, 208-221).

Como na *Ilíada*, também ocorre uma assembleia em que o povo suplica que Édipo, já tendo livrado a cidade da ameaça da Esfinge, novamente a acudisse: "*vamos, mortal melhor que todos, exortamos-te: livra nossa cidade novamente! Vamos!*" (SÓFOCLES, *Édipo Rei*, 60-61).

Édipo envia Creonte ao oráculo de Delfos na esperança de que Apolo trouxesse "*a salvação resplandecente como seu próprio semblante*" (SÓFOCLES, *Édipo Rei*, 101-102). A narrativa da peste tebana mais uma vez privilegia as explicações religiosas em detrimento das causas naturais. Isso, aliás, não seria de se estranhar uma vez que Sófocles era um devoto de Asclépio e estava envolvido no seu culto em Atenas a ponto de manter uma serpente sagrada em sua casa[10].

No entanto, a resposta que Creonte traz é muito diferente da ação de Apolo em Troia:

> CREONTE
> Revelarei então o que ouvi do deus.
> Ordena-nos Apolo com total clareza
> que libertemos Tebas de uma execração
> oculta agora em seu benevolente seio,
> antes que seja tarde para purifica-la.
> ÉDIPO
> Como purificá-la? De que mal se trata?
> CREONTE
> Teremos de banir daqui um ser impuro
> ou expiar morte com morte, pois há sangue
> causando enormes males à nossa cidade. (SÓFOCLES, *Édipo Rei*, 118-126).

Tudo se revelaria no diálogo entre Tirésias, o vidente cego de Tebas, e Édipo: este matara seu verdadeiro pai, Laio, e desposara sua mãe, Jocasta. A peste seria a consequência dessa morte e deveria ser reparada pelo banimento ou pela morte do assassino.

Na tragédia sofocleana, ao nascer Édipo já carregava consigo uma terrível maldição, como a própria Jocasta esclarece: "*não direi que Febo [Apolo], mas um de seus intérpretes, há muito tempo comunicou a Laio, por meio de oráculos, que um filho meu e dele o assassinaria*" (SÓFOCLES, *Édipo Rei*, 851-854). E por esta razão, "*vivia nosso filho seu terceiro dia quando rei Laio lhe amarrou os tornozelos e o pôs em mãos de estranhos, que o lançaram logo em precipícios da montanha inacessível.*" (SÓFOCLES, *Édipo Rei*, 858-861).

Para Jean-Pierre Vernant, em *Édipo Rei* Sófocles aborda a ambiguidade e a reviravolta, temas recorrentes entre os trágicos gregos. O sentido duplo e enigmático de Édipo encontra-se no próprio nome, *Oidípous*: é o homem dos pés (*poús*) inchados (*oîdos*), uma enfermidade que lembrava a criança maldita, rejeitada por seus pais e exposta para morrer na natureza selvagem.

Mas ele é também o homem que sabe (*oîda*), que decifra sem dificuldade o enigma da Esfinge, assumindo o trono da cidade de Tebas em lugar dos reis legítimos. *Oîda*: (eu sei) – uma palavra dominante na boca do Édipo rei (*týrannos*); *poús*: (pé) – a marca imposta desde o nascimento àquele cujo destino é terminar como começou, um excluído que se isola dos homens na esperança vã de escapar dos oráculos, perseguido pela maldição de ter transgredido as leis sagradas[8].

Tebas estava sofrendo de um *loimós*, de uma peste, de um *miasma* que desregrou todo o curso normal da vida e era preciso que a causa dessa desgraça fosse expulsa da cidade. Édipo, venerado como um deus e senhor da justiça, tem agora sua situação invertida, devendo assumir a função de *pharmakós*, de bode expiatório[11].

O ritual de purificação já estava inscrito na prática religiosa e no pensamento social dos gregos. Sófocles não teve que inventá-lo, apenas lhe emprestou um alcance geral: Édipo é o modelo da condição humana e de sua ambiguidade fundamental. O par *týrannos-pharmakós* ilustra o tema da reviravolta, pois essas duas personagens são simétricas e, em certos aspectos, permutáveis: um e outro são responsáveis pela saúde coletiva da cidade[8].

Acreditava-se, na época, que o comportamento do governante determinava o destino do povo. Se o rei age de maneira insensata toda a cidade paga pelo erro de um só. Zeus faz cair a desgraça sobre todos – *limós* e *loimós*, fome e peste –, como Hesíodo registra, delineado um quadro semelhante ao de Tebas:

> Mas para aquele que praticam excessos cruéis e obras malignas, o Crônida[12], aquele que tudo vê, lança contra ele sua justiça. Muitas vezes, toda uma cidade paga pela culpa de um único homem que se extravia e trama perversidades. Grandes sofrimentos são lançados do céu sobre eles pelo filho de Crono: *fome* e *peste* de uma só vez. E assim esses povos desaparecem. As mulheres não têm filhos, e as casas

tornam-se ruínas, por desígnio de Zeus Olímpico. Outras vezes ainda, o Crônida destrói um grande exército, uma muralha, ou volta-se contra as naus sobre o mar. (HESÍODO, *Trabalhos e Dias*, 238-247, grifos nossos).

Na abertura da tragédia sofocleana, Édipo é o responsável pela paz; depois, encontra-se na condição de ser a causa da peste que assola a cidade. A reviravolta da ação, como a ambiguidade do nome, marca a duplicidade da condição humana. A grandeza de Édipo cada vez mais se anula na medida em que a dos deuses se afirma cada vez mais claramente. Assim, do ponto de vista humano Édipo é o chefe clarividente, igual aos deuses, mas do ponto de vista dos deuses ele aparece cego e igual ao nada, conclui Vernant[8].

Houve também uma peste em Atenas, mas dessa vez foi um fato histórico; Apolo ou Ares não aparecem como causa ou cura da epidemia, nem há oráculos como mediadores. Ao longo de oito longos parágrafos (47–54) do Segundo Livro de sua *História da Guerra do Peloponeso*, Tucídides (ca. 460 – ca. 400 a.C.) descreve com grande riqueza de detalhes a peste que devastou a cidade, matando talvez até um quarto de sua população, incluindo Péricles, o grande líder ateniense. A epidemia ocorreu durante a guerra travada entre a Liga do Peloponeso, liderada por Esparta, e a Liga de Delos, liderada por Atenas. A *História*, portanto, se desenrola em um contexto diferente da épica de Homero e, ao excluir o ordenamento dos deuses, também nada tem a ver com tragédia sofocleana.

Exato e comovente, Tucídides registra que os médicos não sabiam a origem da peste nem como tratá-la. Enfatiza o caráter excepcional da doença sem, contudo, desacreditar a medicina como um todo; ao contrário, usa uma linguagem médica sofisticada ao descreve suas principais características. Vista sob esse aspecto, a narrativa tem muitos pontos em comum com duas obras canônicas de Hipócrates, *Epidemias I e III*[13].

Assim, não parece apropriado o comentário de Galeno ao lamentar o fato de ter sido Tucídides, o historiador, e não Hipócrates, o médico, quem fez o relato da grande epidemia que assolou Atenas em 420-428 a.C. É ao historiador que se deve a admirável análise dos efeitos da epidemia sobre sociedade ateniense[14]. Tudo isso justifica a transcrição de grande parte do relato tucidiano, que também traz aspectos surpreendentemente atuais.

Tucídides não descreve nenhum tratamento nem deu conselhos sobre como os cidadãos deveriam se comportar. Ele apenas narra os acontecimentos:

> Dizem que a doença começou na Etiópia, além do Egito, e depois desceu para o Egito e para a Líbia, alastrando-se pelos outros territórios do Rei. Subitamente ela caiu sobre a cidade de Atenas atacando primeiro os habitantes do Pireu, de tal forma que a população local chegou a acusar os peloponésios de haverem posto veneno em suas cisternas. [...] Médicos e leigos, cada um de acordo com sua opinião pessoal, todos falavam sobre sua origem provável e apontavam causas que, segundo pensavam, teriam podido produzir um desvio tão grande nas condições normais de vida; descreverei a maneira de ocorrência da doença, detalhando-lhe os sintomas, de tal modo que, estudando-os, alguém mais habilitado por seu conhecimento prévio não deixe de reconhecê-la se algum dia ela voltar a manifestar-se, pois eu mesmo contraí o mal e vi outros sofrendo dele. (TUCÍDIDES, *História*, II: 48).

"*Eu mesmo contraí o mal e vi outros sofrendo dele*", informa com exemplar concisão e tão precisa é sua descrição que reiteradas tentativas de um diagnóstico retrospectivo foram feitas. Muitos candidatos foram aventados, entre os quais estão o sarampo – talvez o candidato mais provável –, a varíola, o tifo, o mormo e infecções virais como o ebola e a síndrome respiratória aguda grave (ou SARS, de *Severe Acute Respiratory Syndrome*)[13]. Argumenta-se, também, que a peste foi uma combinação de influenza com infecção estafilocócica, constituindo a assim chamada síndrome de Tucídides[15].

O diagnóstico retrospectivo, no entanto, é um processo cercado de dificuldades tanto em sua extremidade remota quanto na atual. Os vírus e as bactérias evoluem com o tempo e as doenças também podem morrer. A descrição de Tucídides não se encaixa em nenhuma doença conhecida hoje em dia, não porque seja imprecisa nem muito menos uma fantasia literária, mas porque sua peste já não mais existe, comenta Rubin Lane Fox[13].

Tucídides descreve lesões oculares e cutâneas, óbvias demais para ser omitidas, mas, surpreendentemente, também caracteriza os casos por sua rápida evolução à morte. Refere insônia e ansiedade, além de perda de memória dos que sobreviviam à doença.

Realça a importância do que hoje é conhecido por comorbidades e afirma que a morte também ocorria por negligência e falta de cuidado. Relata o quadro psicológico dramático dos doentes, a ausência de tratamento específico e caráter democrático da peste, que atingia a todos sem distinções, mesmo aqueles cercados de todos os cuidados:

> Enquanto durou a peste, ninguém se queixava de outras doenças, pois se alguma se manifestava, logo evoluía para aquela. Às vezes a morte decorria de negligência, mas de um modo geral ela sobrevinha apesar de todos os cuidados. Não se encontrou remédio algum, pode-se dizer, que contribuísse para o alívio de quem o tomasse – o que beneficiava um doente prejudicava outro – e nenhuma compleição foi por si mesma capaz de resistir ao mal, fosse ela forte ou fraca; ele atingiu a todos sem distinção, mesmo àqueles cercados de todos os cuidados médicos. Mas o aspecto mais terrível da doença era a apatia das pessoas atingidas por ela, pois seu espírito se rendia imediatamente ao desespero e elas se consideravam perdidas, incapazes de reagir. (TUCÍDIDES, *História*, II: 51).

Dois aspectos médicos importantes são enfatizados: o contágio e a imunidade adquirida. O contágio foi registrado, sobretudo, nos cuidadores dos enfermos, que também adoeciam e morriam *"como um rebanho"*. A imunidade adquirida estava implícita na crença dos sobreviventes de que a doença nunca os atacaria fatalmente outra vez:

> Havia também o problema do contágio, que ocorria através dos cuidados de uns doentes para com os outros, e os matava como a um rebanho; esta foi a causa da maior mortandade, pois se de um lado os doentes se abstinham por medo de visitar-se uns aos outros, acabavam todos perecendo por falta de cuidados, de tal forma que muitas casas ficaram vazias por falta de alguém que cuidasse deles; ou se, de outro lado, eles se visitavam, também pereciam, sobretudo os altruístas, que por respeito humano entravam nas casas dos amigos sem preocupar-se com suas próprias vidas, numa ocasião em que mesmo os parentes dos moribundos, esmagados pela magnitude da calamidade, já não tinham forças sequer para chorar por eles. Eram os sobreviventes que com mais frequência se apiedavam dos moribundos e doentes, pois conheciam a doença por experiência própria e a essa altura estavam confiantes na imunidade, pois o mal nunca atacava a mesma pessoa duas vezes, pelo menos com efeitos fatais. Eles não somente eram felicitados por todas as pessoas como, no entusiasmo de sua alegria naquelas circunstâncias, alimentavam a esperança frívola de que pelo resto de suas vidas não seriam atingidos por quaisquer outras doenças. (TUCÍDIDES, *História*, II: 51).

Como historiador, Tucídides destaca de forma admirável os efeitos morais e sociais da peste sobre comunidade ateniense:

> A desgraça que os atingia era tão avassaladora que as pessoas, não sabendo o que as esperava, tornavam-se indiferentes a todas as leis, quer sagradas, quer profanas. Os costumes até então observados em relação aos funerais passaram a ser ignorados na confusão reinante, e cada um enterrava os seus mortos como podia. Muitos recorreram a modos escabrosos de sepultamento, porque já haviam morrido tantos membros de suas famílias que já não dispunham de material funerário adequado. (TUCÍDIDES, *História*, II: 52).

Uma realidade em geral considerada distante, a morte foi trazida para o presente imediato. Não havia mais sentido em tentar seguir as normas pré-pandêmicas, pois não mais parecia haver um futuro. As pessoas, sem medo dos deuses e das leis humanas, passaram a viver para o momento e colocar o prazer em primeiro lugar. Os corpos e as posses passaram a ser efêmeros. Havia uma liberdade sexual e uma redistribuição de propriedade então desconhecidas em Atenas:

> De um modo geral a peste introduziu na cidade pela primeira vez a anarquia total. Ousava-se com a maior naturalidade e abertamente aquilo que antes só se fazia ocultamente, vendo-se quão rapidamente mudava a sorte, tanto a dos homens ricos subitamente mortos quanto a daqueles que antes nada tinham e num momento se tornavam donos dos bens alheios. Todos resolveram gozar o mais depressa possível todos os prazeres que a existência ainda pudesse proporcionar, e assim satisfaziam os seus caprichos, vendo que suas vidas e riquezas eram efêmeras. Ninguém queria lutar pelo que antes considerava honroso, pois todos duvidavam de que viveriam o bastante para obtê-lo; o prazer do momento, como tudo que levasse a ele, tornou-se digno e conveniente; o temor dos deuses e as leis dos homens já não detinham ninguém, pois vendo que todos estavam morrendo da mesma forma, as pessoas passaram a pensar que impiedade e piedade eram a mesma coisa. (TUCÍDIDES, *História*, II: 53).

Em nenhuma página de *Epidemias I* e *III* encontram-se observações sequer parecidas, uma vez eram perspectivas irrelevantes para um médico hipocrático. No entanto, o aspecto mais marcante do relato tucidiano é que, tal como o autor dessas duas obras hipocráticas, em nenhum momento ele atribui a origem da epidemia à intervenção divina. Tucídides não era ateu, acreditava na existência dos deuses, apenas não considerava que os deuses eram os causadores da peste. Assim, ele os deixou de fora de sua narrativa histórica[13].

No parágrafo final de seu relato, o historiador refere dois oráculos que seus contemporâneos atribuíram a Apolo. O primeiro previa uma guerra dórica (os espartanos eram dóricos) e envolvia uma dúvida a respeito dos termos da mensagem oracular em razão da semelhança das palavras *loimós* (peste) e *limós* (fome) que em certos dialetos da época, tal como no grego moderno, tinham a mesma pronúncia. Nas mentes dos atenienses ainda deviam reverberar as palavras de Calcas proferidas na *Ilíada* e as proclamadas em *Édipo-Rei* por Tirésias, o vidente cego de Tebas.

Tucídides, ao mencionar esse oráculo, o fez com certa ironia, como se pode notar em seu comentário sobre a interpretação ambígua feita por parte da população: "*as lembranças dos homens se adaptam às suas vicissitudes*":

> Houve na época muita discussão entre o povo, pois uma parte da população pretendia que no verso em vez de *peste* se deveria entender *fome*, e naquela ocasião prevaleceu o ponto de vista de que a palavra era *peste*; isto era muito natural, pois as lembranças dos homens se adaptam às suas vicissitudes. Se houver outra guerra dória depois desta e com ela vier a *fome*, imagino que entenderão o verso à luz das novas circunstâncias. (TUCÍDIDES, *História*, II: 54, grifos nossos).

O segundo oráculo era conhecido apenas por alguns iniciados: em Delfos, os espartanos perguntaram a Apolo se deveriam ir à guerra. Tucídides não afirmou que o deus era o causador da epidemia que favorecia Esparta. Relata apenas que pessoas familiares ao assunto presumiram que Apolo teria provocado a peste visto que esta começou quando os espartanos e seus aliados invadiram Atenas, duramente comprometida:

> As pessoas familiares com o assunto também se lembram de outro oráculo transmitido aos lacedemônios quando, em resposta à pergunta sobre se deveriam ou não ir à guerra, o deus respondeu que "se guerreassem com todo o seu poder, a vitória seria dele", acrescentando que ele mesmo os ajudaria.

> Viam nos acontecimentos a confirmação do oráculo, pois a peste começou imediatamente após a invasão da Ática pelos peloponésios e, não tendo atingido o Peloponeso de maneira digna de menção, castigou principalmente Atenas, passando depois para outros lugares densamente povoados. Estes foram os acontecimentos relacionados com a peste. (TUCÍDIDES, *História*, II: 54).

A primeira onda da epidemia nem havia desaparecido totalmente quando, no Livro Terceiro de sua *História*, Tucídides descreve o surgimento de uma segunda onda, o que acabou por contribuiu consideravelmente para a derrota de Atenas.

> Durante o inverno seguinte [427 a.C.] a peste atacou pela segunda vez os atenienses; na realidade, ela ainda não havia sido totalmente dominada, embora tivesse havido um período de recesso. Ela continuou nesse novo período por não menos de um ano, após grassar por dois anos completos no período anterior, de tal forma que os atenienses foram mais castigados por ela que por qualquer outra calamidade, e sofreram consequentemente um golpe sumamente nocivo ao seu poder de luta. (TUCÍDIDES, *História*, III: 87).

São muito óbvias as analogias entre os eventos relatados por Tucídides e os referentes à pandemia que afetou recentemente toda a humanidade, a maior do gênero em mais de um século, com milhões de mortes (e ainda contando): até dezembro de 2023, foram 700 milhões de infectados e quase sete milhões de mortos – mais de 700.000 no Brasil. A emergência sanitária internacional decretada pela Organização Mundial da Saúde durou de 30 de janeiro de 2020 a 05 de maio de 2023; foram mais de 1.100 dias que abalaram o mundo. Suas repercussões econômicas, sociais, psicológicas e médicas estabeleceram um novo marco temporal: antes e depois da pandemia.

A suposta origem da pandemia é uma dessas analogias. No relato de Tucídides houve rumores de que a peste foi provocada pelos inimigos de Atenas que teriam envenenado as cisternas da região. A origem da peste situava-se em um país distante, na Etiópia, que no imaginário grego era o ponto mais remoto do mundo, como afirma Homero ao observar que Ulisses *"se achava em visita aos longínquos etíopes, últimos homens, que vivem cindidos nos termos da terra"* (HOMERO, *Odisseia*, I: 22-23). A peste sempre vem de muito longe e de países inimigos.

A Síndrome Respiratória Aguda Grave do Coronavírus-2 (SARS-CoV-2), logo rebatizada de Covid-19, teve seus primeiros casos descritos em dezembro de 2019 na cidade de Wuhan, província de Hubei, na República Popular da China. Sua origem, porém, continua sendo discutida por *"médicos e leigos, cada um de acordo com sua opinião pessoal"*, tal como ocorreu em Atenas – e ainda restam muitos pontos a serem definitivamente esclarecidos.

Houve intriga e rumores sobre a peste em Atenas, mas na Covid-19 os boatos ganharam vida própria, tornaram-se "virais" e deram origem a uma verdadeira *infodemia*, um neologismo que designa um grande aumento no volume de informações associadas a um assunto específico e que se multiplicam exponencialmente em pouco tempo, dando origem a rumores e desinformação, além da manipulação de informações com intenção duvidosa[16].

O caráter variável da doença, as comorbidades, a ausência de um tratamento específico, a possível imunidade, a impossibilidade de velar os mortos e enterrá-los de forma tradicional e o surgimento de uma segunda onda são aspectos compartilhados pela peste de Atenas e a Covid-19.

O contágio ocorria de forma alarmante entre os cuidadores dos doentes, que *"morriam como um rebanho"*. Sem especificar se eram médicos, Tucídides classifica como altruístas aqueles *"que entravam nas casas dos amigos sem preocupar-se com suas próprias vidas"*. Ele, porém, especificou em outro parágrafo:

> Nem os médicos eram capazes de enfrentar a doença, já que de início tinham de tratá-la sem lhe conhecer a natureza e que a mortalidade entre eles era maior, por estarem mais expostos a ela, nem qualquer outro recurso humano era da menor valia. (TUCÍDIDES, *História*, II: 47).

É impossível não relembrar os profissionais da área de saúde que, à medida que a Covid-19 se disseminava e exibia seus efeitos devastadores, se dedicaram incansavelmente aos cuidados dos doentes; alguns até saíram da aposentadoria e voltaram ao atendimento em enfermarias e hospitais. E como no tempo de Tucídides, eles pagaram por isso um elevado preço em número de mortos.

De fato, estimativas conservadoras indicam que entre 80.000 e 180.000 trabalhadores da saúde e cuidadores podem ter morrido pela pandemia em todo o mundo no período compreendido entre janeiro de 2020 e maio de 2021. O Brasil registrou, proporcionalmente, a maior taxa de mortalidade nesse grupo[17]. Entre março de 2020 e março de 2021, o Conselho Federal de Medicina e o Conselho Federal de Enfermagem contabilizaram 622 médicos, 100 trabalhadores em enfermagem e 470 auxiliares de enfermagem mortos[18]. Nesse cenário, aflora inevitavelmente o tema do heroísmo médico, já comentado em outras páginas[19].

No Brasil e em muitos outros países, tão logo a pandemia começou os profissionais da saúde foram alvo de aplausos públicos e nos meios de comunicação surgiram narrativas sobre os "heróis" que marchavam para a "linha da frente" na "guerra" contra o vírus. As unidades de pronto-atendimento, os hospitais e as clínicas pareciam estar cheios de "heróis" tratando pacientes com Covid-19 ou trabalhando em contato com pessoas infectadas.

Embora muitos profissionais tenham expressado apreço por estes "sinais de amor da comunidade", outros recusaram essas metáforas bélicas por variados motivos. Alguns porque consideravam estar simplesmente fazendo o que sempre fizeram; outros, porque associaram o heroísmo à falta de medo – e eles tinham medo. E outros mais porque viam nessas narrativas um meio pelo qual os políticos (e o público em geral) tentavam atenuar a culpa por não terem se preparado adequadamente para a pandemia, não adotarem um distanciamento social adequado e nem fornecerem equipamentos de proteção individual. Para muitos profissionais a escassez desses equipamentos foi, no mínimo, uma falta de retribuição aos riscos que estavam assumindo[20].

As narrativas laudatórias também tiveram um impacto psicológico negativo ao insinuar que todos os profissionais eram obrigados a serem "heróis", simplificando demasiadamente uma questão complexa: o que esperar desses profissionais numa pandemia especialmente no que diz respeito ao nível de risco pessoal que deviam assumir. É nesse contexto que o significado do heroísmo médico deve ser reavaliado.

Esses heróis não possuem um gene derivado de uma divindade, não se puseram em batalha para vingar amigos mortos (como Aquiles em Troia) ou para eliminar concorrentes (como Ulisses em Ítaca). Não são semideuses nem se amoldam ao padrão do herói homérico tal como definido por Gregory Nagy[21]. São seres humanos que, mesmo com seus medos e inquietações, trataram (e ainda tratam) pacientes com Covid-19, expondo-se a riscos reais para ajudar os outros. Suas ações, pelo menos a princípio, parecem ser supererrogatórias, ou seja, estão acima e além das exigências formais do dever.

Como afirma o filósofo e classicista britânico James Opie Urmson, os médicos que assumem riscos para tratar pessoas acometidas por pestes, sobretudo as que não são seus pacientes, são exemplos por excelência de supererrogação. Em um trabalho agora muito citado e que tem como título *Saints and Heroes* (Santos e Heróis), ele apresenta o significado desses termos em um sentido puramente moral e sem implicações religiosas:

> Aqui, parece-me, temos o herói ou o santo, o feito heroico ou santo, por excelência; até agora consideramos apenas santos e heróis menores. Consideramos certamente heroica a ação do médico que cumpre o seu dever ao tratar seus pacientes numa cidade assolada pela peste; temos agora de considerar o caso do médico que, em situação semelhante à de inúmeros outros médicos em outros lugares, se voluntaria para se juntar às exauridas forças médicas daquela cidade[22].

Muitos médicos e profissionais da saúde se voluntariaram para tratar os afetados pela Covid-19 sem nenhuma exigência formal de fazê-lo. Não cabe discutir aqui a corrente filosófica do utilitarismo, mas cabe uma pergunta: não seria exatamente essa uma função inerente aos médicos e demais profissionais da saúde? A resposta não é tão simples como parece. O novo Código de Ética Médica em seu Capítulo III (Responsabilidade Profissional, Art. 1º) estabelece que "*é vedado ao médico causar dano ao paciente, por ação ou omissão, caracterizável como imperícia, imprudência ou negligência*"[23]. Não há referências explícitas a situações de calamidades, epidemias e pestes, mas há outro aspecto a considerar.

Não foram raras as ocasiões nas quais os profissionais tratavam os doentes pandêmicos graves sem contar com condições e equipamentos minimamente adequados. É conveniente voltar ao Código de Ética Médica, que elenca entre os direitos do médico "*recusar-se a exercer sua profissão em instituição pública ou privada onde as condições de trabalho não sejam dignas ou possam prejudicar a própria saúde ou a do paciente, bem como a dos demais profissionais*"[24]. Assim, a falta de estrutura hospitalar e a ausência de materiais mínimos de proteção fundamentariam a negativa de atendimento a pacientes infectados (ou até mesmo com suspeita de infecção) por Covid-19, sem que isso configurasse o crime de omissão de socorro[25].

Foi exatamente nesse cenário adverso que a ação dos profissionais da saúde se revestiu de maior grandeza e brilho: mesmo exaustos e abatidos pela angústia provocada pelas inúmeras mortes de pacientes e colegas, eles, em sua imensa maioria, continuaram seu trabalho.

Agora parecendo distantes e esquecidos, os tempos da pandemia da Covid-19 foram sombrios e permeados por grandes problemas éticos. Tempos polarizados que tornaram visível a face mais generosa e brilhante dos profissionais da saúde, mas que também expuseram o que muitos deles tinham de menos elogiável. Supererrogatórias ou não, as ações dos profissionais que realmente se dedicaram a tratar os doentes da pandemia de Covid-19 superaram desafios muito maiores dos encontrados em seus ambientes normais de trabalho. E como todos os que cuidam dos afetados pelas pestes – sejam míticas, literárias ou históricas –, merecem ser lembrados como santos e heróis.

UMA CENA À MARGEM DO CAMPO DE BATALHA

Encontra-se atualmente na Coleção de Antiguidades dos Museus Estatais de Berlim uma das obras-primas entre os vasos produzidos na Atenas dos anos 500 a.C., a fase de transição do Período Arcaico para o Clássico na Grécia. É uma taça de argila composta por uma copa, um pé e duas asas dispostas simetricamente. Seu exterior é recoberto por uma pintura retratando a chegada de Hércules ao Olimpo. Em seu interior está uma pintura com 17,5 cm de diâmetro, enquanto a copa tem um diâmetro de 32 cm. A decisão de não estender a cena por toda a superfície disponível enfatiza o caráter miniaturista da obra, mas, em contrapartida, tem o efeito de chamar a atenção para o evento retratado.

O oleiro acrescentou seu nome, Sósias, ao do pé da taça. O pintor (presumindo-se que ele não era a mesma pessoa que o oleiro) não assinou a obra, que ficou conhecida como o vaso do pintor Sósias. Vasos como esse eram artigos de luxo, usados apenas em três situações: como adereços para homenagem os mortos nos funerais, como oferendas votivas em santuários dos deuses e para beber vinho no *symposion*, o entretenimento noturno masculino[1].

A propósito, para os gregos do Período Clássico o termo *symposion* (simpósio) tinha uma conotação muito diferente da atual. O termo deriva de *sympotein* e significa simplesmente *beber juntos*, aludindo, especificamente, a um pequeno grupo de homens reunidos na casa de um amigo para uma noite de bebedeira e, mesmo quando ocorria uma refeição antes, beber era a principal atividade. A bebida preferida era vinho misturado com água em um grande vaso, a cratera. Essa mistura era um traço fundamental da sociedade civilizada, em oposição aos bárbaros que bebiam vinho puro. Os participantes incluíam músicos e *hetairai* ou cortesãs refinadas[2].

As noites muitas vezes terminavam em devassidão de vários tipos. O simpósio ocorria no *andron*, uma área da casa reservada exclusivamente aos homens: uma sala com características arquitetônicas e decorativas especiais que incluíam os *klinai*[3], leitos sobre os quais os participantes se reclinavam.

A partilha de vinho de uma cratera comum unia os participantes. Canções e histórias ocorriam em certa ordem: um homem iniciava uma canção e cada um cantava um verso por vez. Sem uma liderança definida, o grupo organizava-se em círculo, realçando a igualdade dos participantes. Era uma experiência que forjava laços e permitia compartilhar opiniões sobre assuntos que iam do sério ao banal[2]. Como logo se verá a cena da taça do pintor Sósias foi assunto discutido em pelo menos dois *symposia* ou banquetes.

Muito conhecida em sua versão bidimensional, plana e isolada de seu contexto, a imagem mostra as figuras de dois homens, um deles ferido (**Figura 1**). A flecha, ainda íntegra e retratada em primeiro plano à esquerda, elucida a causa do ferimento. A virada abrupta da cabeça e a boca aberta, com os dentes visíveis e pintados de branco, transmitem a dor que o ferido sente quando seu companheiro aplica uma bandagem em seu braço esquerdo.

O fato de nenhum deles ter tirado suas armaduras – o cuidador ainda usa seu capacete e a couraça de seu companheiro está apenas parcialmente desamarrada – dá a nítida impressão de que o ferimento podia ser tratado naquele momento e lugar. Os dois guerreiros parecem ter se movido para a margem do campo de batalha, mas muito provavelmente retornariam imediatamente para a luta[1].

O cuidador parece estar enfrentando uma pequena dificuldade técnica, aponta Guido Majno, patologista e grande estudioso do tratamento das feridas na Antiguidade. Ele tenta aplicar a atadura ao estilo grego clássico, uma volta em espiral à esquerda e outra à direita, entrelaçadas; assim, devia ser fácil finalizá-la com um nó. O cuidador, no entanto, faz as duas voltas do mesmo lado o que dificulta a finalização de seu trabalho[4].

Uma situação incômoda, por certo, mas não uma catástrofe. A cena parece indicar que os dois guerreiros se afastaram dos demais companheiros a fim de realizar o tratamento e nada na imagem levaria o espectador a pensar que o ferimento provocado pela flecha teria consequências fatais para o homem ferido. Cabe, então, perguntar por que um evento aparentemente sem grande importância mereceu uma representação artística tão refinada.

Para Klaus Junker, arqueólogo e professor na Universidade Johannes Gutenberg em Mainz, Alemanha, a reposta está num detalhe pouco perceptível, mas de excepcional importância: cada homem tem seu nome inscrito a seu lado. O ferido é identificado como Pátroclo e seu cuidador é Aquiles. No entanto, nenhum texto antigo descrevendo um ferimento de flecha sofrido por Pátroclo ou seu tratamento por Aquiles chegou até os dias atuais, não sendo possível dizer se a cena representa um momento específico da história da vida dos dois heróis[1].

Além disso, embora na pintura Pátroclo porte uma aljava, na *Ilíada* ele não lutou com arco e flecha, mas com lança. A pintura é, de todo modo, a mais antiga representação artística de uma cena cirúrgica relacionada aos poemas homéricos[5].

Figura 1 - Aquiles cuidando de Pátroclo ferido por uma flecha. Interior de uma taça ática de figuras vermelhas, c. 500 a.C.

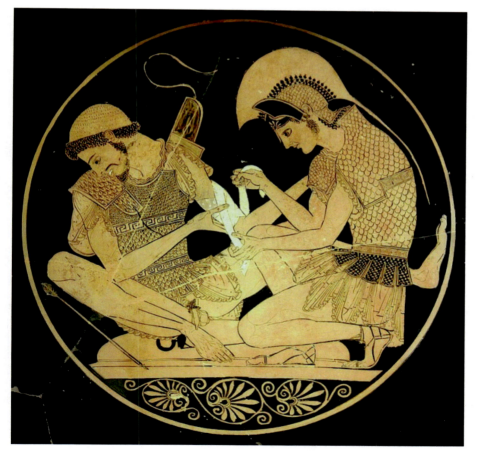

Fonte: Museus Estatais de Berlim, Coleção de Antiguidades

Não há nenhuma surpresa no fato de Aquiles tratar a ferida de Pátroclo com a mesma confiança e determinação de seus movimentos no campo de batalha, uma vez que ele tinha sido discípulo do centauro Quirão, o mestre de Asclépio e dos médicos da *Ilíada*[6]. Na imagem, Pátroclo é o mais velho dos dois, mostrado com barba e contrastando com o surpreendentemente mais jovem Aquiles.

Também em contraste com um Aquiles totalmente composto em seus trajes militares, Pátroclo não usa capacete, apenas uma espécie de gorro. A couraça esta desamarrada em ambos os lados. Sentado, com as pernas abertas e os genitais desprotegidos, sua postura pode ser vista como uma perda momentânea de compostura ou como uma forma de trazer o herói ao nível humano.

Os contemporâneos do pintor Sósias certamente conheciam a saga dos dois retratados uma vez que recitações públicas regulares e festivas da *Ilíada* e da *Odisseia* aconteciam em Atenas na época em que a taça foi feita. Todos sabiam que Aquiles e Pátroclo não retornaram em triunfo de Troia.

Assim, o tratamento de um ferimento por flecha adquire toda a sua força dramática na medida em que aponta para o destino trágico dos dois heróis. Vistos sob esta luz, eles parecem vulneráveis e carentes de proteção. A pintura teria uma característica profética ao prenunciar a morte dos dois guerreiros. A postura de Aquiles, com elmo e couraça preservados, contrasta fortemente com as pernas nuas, abertas e os órgãos genitais desprotegidos de Pátroclo, que não se senta no chão, mas sobre um escudo, um trípode usado caracteristicamente por Apolo. O deus que desencadearia sua morte é, simbolicamente, introduzido na cena[1].

A morte de Pátroclo é descrita numa sequência especialmente dramática. Apolo, vendo que ele abatia muitos troianos – entre eles, Sarpédon, filho de Zeus[7] –, primeiro lhe arranca o capacete, quebra-lhe a lança, joga ao chão seu escudo e, finalmente, tira-lhe a couraça de modo que o guerreiro fica desprotegido, sendo ferido por um troiano pouco importante: "*pára, aturdido, o guerreiro. Por trás, entre os ombros, na espádua, de perto, a lança lhe enterra um dos cabos dardânios, Euforbo*" (HOMERO, *Ilíada*, XVI: 806-807). Heitor, então, desfere o golpe final: "*a lança lhe enterra no baixo ventre, indo a ponta aguçada nas costas sair-lhe*" (HOMERO, *Ilíada*, XVI: 820-821).

O fato de Pátroclo ter sido atingido nas costas por Euforbo não resulta de uma tentativa de fuga por covardia, tanto que nem foi comentado por nenhum dos outros guerreiros; ninguém parece escandalizado com isso, assinala Christine Salazar. O objetivo de Homero foi, talvez, tornar a morte do gentil Pátroclo ainda mais trágica e lamentável. Outro objetivo possível foi rebaixar a vitória de Heitor sobre Pátroclo a um feito menor, pois, como lhe aponta o moribundo (HOMERO, *Ilíada*, XVI: 850), ele foi apenas o terceiro a acertá-lo[8].

Também Aquiles perecerá diante de Troia pela intervenção de Apolo, como descreve um dos argumentos da *Etiópida*:

> Aquiles repele os troianos e os perseguem até a cidade, mas é liquidado por Páris e por Apolo. Inicia-se uma violenta batalha ao redor do cadáver, que Ájax recolhe e transporta para as naus, com Odisseu rechaçando os troianos. Depois eles sepultam Antíloco e expõem o cadáver de Aquiles. Tétis chega com as musas e com suas irmãs e lamenta o filho. Depois disso, Tétis tira o filho da pira e o leva para a Ilha Branca. Os aqueus lhe erguem uma sepultura e realizam jogos. Uma contenda surge entre Odisseu e Ájax por causa das armas de Aquiles[9].

A brutalidade da guerra e a inevitabilidade da morte são os temas centrais desta explicação inicial. Mas, há outra interpretação, talvez mais complexa: a cena convida a refletir sobre a amizade e a solidariedade entre guerreiros. Mesmo para quem nada saiba sobre a Guerra de Troia ou para quem os nomes inscritos na imagem não pareçam tão interlaçados, irá facilmente reconhecer esses aspectos. Esta interpretação ganha preferência ao levar em conta tanto as características inerentes à própria cena como as noções que os contemporâneos do pintor Sósias possuíam a respeito dos dois personagens[1].

O papel principal que a tradição mitológica atribui a Pátroclo é o de amigo de Aquiles. Foram criados juntos e partiram para Troia juntos – Aquiles como líder de seu contingente, Pátroclo como seu primeiro camarada de armas. Juntos, também, eles um dia seriam enterrados. Assim deseja o espectro, a *psyché* de Pátroclo[10], ao falar com Aquiles:

> É teu destino, também, nobre Aquiles, semelho aos eternos,
> junto às muralhas de Troia opulenta a existência perderes.
> Ora desejo fazer-te um pedido, e bem sei que me atendes.
> Não deixes serem mui longe dos meus os teus ossos depostos,
> mas junto deles, que junto crescemos em vosso palácio,
> desde bem moço. (HOMERO, *Ilíada*, XXIII: 80-85).

A derrocada de Pátroclo é relatada no mais longo dos dias da Guerra de Troia que tem início no Canto XI e termina no Canto XVIII. Tudo começou quando Aquiles, afastado da batalha após seu conflito com Agamêmnon, observava de sua nau como os troianos, apoiados por Zeus, levavam os gregos a recuar em direção à frota.

Viu que guerreiros importantes estavam feridos – Agamêmnon, Menelau, Diomedes – mas não achou por bem perguntar por eles. Julga que o médico Macáon está entre eles, mas não tem certeza. Homero se deu ao trabalho de lembrar que, quando Macáon estava ferido, seu irmão e também médico, Podalírio, não estava disponível. Nada esclarece, porém, sobre o tratamento do médico lesionado[11].

Aquiles convoca Pátroclo e o envia ao campo de batalha para esclarecer sua dúvida. É difícil, a princípio, entender porque Aquiles desejar tanto saber se Macáon estava realmente ferido. Talvez intuísse quão fundamental ele era para a vitória dos gregos, não apenas por ter tratado Menelau, mas pelo que ainda faria ao curar Filoctetes[12]. A conexão entre Macáon e Aquiles, porém, logo seria esclarecida – e da maneira sutil de Homero[13].

Ao chegar diante Aquiles, Pátroclo lhe pergunta: *"por que motivo me chamas, Aquiles? De que necessitas?"* (HOMERO, *Ilíada*, XI: 606). São estas suas primeiras palavras na *Ilíada* e Homero deixa muito claro que para ele *"o início foi esse de sua desgraça"* (HOMERO, *Ilíada*, XI: 604). Pátroclo parte em sua missão investigativa no Canto XI e só retornará a Aquiles no Canto XVI e entre sua partida e seu retorno, ocorrem encontros decisivos.

Um deles foi com o velho Nestor[14], que o convida a entrar em sua tenda, onde Pátroclo encontra Macáon.

> Pátroclo, entanto, o convite declina, falando desta arte:
> "Não poderás convencer-me, discíp'lo de Zeus, a assentar-me;
> temo e respeito ao que aqui me enviou porque informes colhesse
> sobre quem seja o ferido que há pouco trouxestes; mas posso
> reconhecer com os olhos o grande caudilho Macáone.
> Ora me cumpre voltar para dar a notícia ao Pelida,
> pois tu bem sabes, ó aluno de Zeus, como ele é de temer-se,
> homem violento, que ao próprio inocente culpar poderia".
> (HOMERO, *Ilíada*, XI: 647-654).

A resposta de Nestor é sarcástica: *"qual o motivo de, agora, o Pelida ter dó dos Aquivos que vulnerados se encontram? No entanto, não faz uma ideia de todo o luto do exército. Os mais distinguidos guerreiros, ou por espada ou por seta feridos, às naus se acolheram"* (HOMERO, *Ilíada*, XI: 656-659). O idoso guerreiro propõe ao visitante convencer Aquiles voltar à luta ou, então, emprestar suas armas ao próprio Pátroclo.

No caminho de volta para a nau de Aquiles, Pátroclo encontra um companheiro ferido, Eurípilo, que suplica:

> [...] salva-me, entanto, conduz-me para o meu negro navio, tira-me a lança da coxa, absterge-me o sangue da chaga com água tépida, e unguentos calmantes no talho coloca, desses que Aquiles te fez sabedor, é o que todos proclamam, cujo segredo aprendeu com Quirão, o Centauro mais justo. Pois dos dois médicos hábeis que temos nas naves, Macáone e Podalírio, um se encontra, assim penso, na tenda, ferido, necessitando, também, de um bom médico, enquanto o segundo
>
> se acha no campo da luta a sustar o furor dos Troianos. (HOMERO, *Ilíada*, XI: 828-836)[15]

Foi este o exato momento em que Homero revela a ligação entre Macáon e Aquiles: Eles eram, por assim dizer, dois antigos colegas de classe que aprenderam a arte da cura com o mesmo mestre, Quirão. Agora, Macáon se encontrava ferido, deixando o exército sem ajuda médica uma vez que seu irmão, Podalírio, estava em batalha. Aquiles de longe observava seu antigo colega sangrar e em vez de socorrê-lo, escolheu enviar seu amigo mais próximo a quem ensinara sua arte médica – não a fim de tratar, mas para confirmar a identidade do guerreiro ferido. Agindo dessa forma, Aquiles insere Pátroclo diretamente na Guerra, cometendo dois erros de avaliação, ambos de consequências trágicas[13].

O primeiro foi acreditar que Pátroclo não seria afetado em sua missão. Não foi o que ocorreu. Ao voltar, *"Pátroclo, entanto, apresenta-se a Aquiles, pastor de guerreiros, a derramar muitas lágrimas, como de fonte profunda"* (HOMERO, *Ilíada*, XVI: 2-3), o que demonstra quão intensamente ele tinha sido tocado pela dureza do que viu e do que participou. O apelo emocional de Pátroclo é o produto de sua terna simpatia pelos moribundos e pelos necessitados. Aquiles, no entanto, ridiculariza seu amigo:

> Pátroclo, por que motivo a chorar, deste modo, te encontras,
> como menina que insiste com a mãe para ser carregada,
> pelo vestido detendo-a, conquanto apressada ela esteja,
> e lagrimosa a contempla até que nos braços a tome?
> (HOMERO, Ilíada, XVI: 7-10).

Pátroclo expressa o desejo de voltar para o campo de batalha não como observador nem como médico, mas como guerreiro. Aquiles concorda, mais uma vez esperando que ele voltasse ileso – e este foi o seu segundo erro. Numa cadeia inescapável de eventos, Pátroclo reveste-se com as armas de Aquiles e é morto por Heitor com a ajuda de Apolo. De certa forma, a preocupação de Aquiles em relação ao ferimento de Macáon definiu todo o curso da Guerra de Troia, pois a desgraça não se limitou a Pátroclo[13].

Para Gregory Nagy, Aquiles é o antagonista do deus Apolo, em relação ao qual possui uma estranha semelhança. Pátroclo, por sua vez, assume o papel de um substituto ritual de Aquiles, sendo, dessa forma, abatido. Homero usa várias vezes a palavra *therapōn* para definir Pátroclo como o ajudante pessoal, o melhor e o mais querido companheiro de Aquiles[16]. O próprio Aquiles assim o define quando o manda em seu lugar para o campo de batalha: *"junto das naves, de fato, me deixo ficar, mas envio para a batalha sangrenta, seguido dos fortes Mirmídones, o companheiro dileto"* (HOMERO, Ilíada, XVI: 239-241). Pátroclo é o herói secundário destinado a morrer como o outro eu de Aquiles. Na verdade, Aquiles e Pátroclo cuidam um do outro e cuidam mais um do outro do que de qualquer outra pessoa e tal cuidado está na raiz da palavra *philos*, aqui significando amigo, companheiro dileto.

Nagy também argumenta que, embora os dois heróis tenham mães e pais diferentes, eles são pareados e até mesmo duplicados na *Ilíada*, assemelhando-se a gêmeos míticos. Como o outro eu que está pronto para morrer pelo eu que é Aquiles, Pátroclo alcança um nível insuperável de intimidade com o maior herói da *Ilíada* homérica. Essa intimidade gemelar é sagrada, transcendendo até mesmo a intimidade sexual.

Gêmeos míticos compartilham suas identidades. Assim, quando Pátroclo veste a armadura de Aquiles, veste algo ainda mais intimamente vinculado a seu melhor amigo: a identidade épica de Aquiles, expressa pelos epítetos heroicos que eles compartilham e que os torna ambos "iguais a Ares", predestinando-os viver e morrer da mesma maneira. A semelhança de suas vidas e de suas mortes pode ser interpretada como uma mescla de intimidade e alienação que somente gêmeos realmente entenderão[17].

Mas, haveria algo mais que isso no relacionamento de Aquiles e Pátroclo? Na verdade, já partir do século V a.C. a natureza da relação entre Pátroclo apresentada por Homero foi motivo de discussão entre escritores e estudiosos. O debate evolui para uma questão mais específica: se, assumindo que havia uma relação homossexual, Aquiles desempenhou o papel de amante (*erastés*) ou de amado (*erómenos*)[18].

Na *Ilíada*, esse relacionamento é decididamente heterossexual e o Aquiles homérico é muito hábil em propagar essa versão, como por ocasião da embaixada que lhe foi enviada por Agamêmnon. Este, pressionado pela contraofensiva de Heitor se vê obrigado a buscar a reconciliação com Aquiles por meio de emissários, entre os quais o velho Nestor, Ulisses e Ájax. Os emissários

> [...] aí elevado o encontraram tangendo uma lira sonora
> de cavalete de prata, toda ela de bela feitura,
> que ele do espólio do burgo de Eecião para si separara.
> O coração deleitava, façanhas de heróis decantando.
> Em frente dele, somente, calado, encontrava-se Pátroclo,
> pacientemente a esperar que o Pelida concluísse o seu canto.
> (HOMERO, *Ilíada*, IX: 186-191).

Aquiles, tocando sua bela lira prateada, parece alheio à realidade. Rejeita os suntuosos presentes oferecidos por seu comandante-em-chefe e declara sua intenção de abandonar o cerco a Troia. Queixa-se, então, de ter perdido Briseida para Agamêmnon:

> [...] fui despojado; tirou-me a querida consorte. Pois goze-a!
> durma com ela! Qual o motivo de Aqueus e Troianos
> digladiarem? Por que tanta gente reuniu Agamémnone
> e para cá transportou? Não foi por causa de Helena formosa?
> Ou, porventura, entre os homens, somente os Atridas demonstram
> ter às esposas afeto? Qualquer indivíduo de senso
> e bem nascido, à consorte demonstra afeição, como o faço,
> que a minha muito adorava, apesar de ser presa de guerra.
> (HOMERO, *Ilíada*, IX: 336-343).

Após a partida dos emissários de Agamêmnon,

> [...] deita-se Aquiles, também, no recesso da tenda bem feita,
> com uma jovem ao lado, que havia trazido de Lesbo,
> filha do grande Forbante, Diomeda de faces rosadas.
> Pátroclo, no lado oposto, também se deitou, tendo ao lado
> Ífis, de bela cintura, que Aquiles divino lhe dera
> quando a cidade de Enieu voloroso, a alta Esciro, saqueara.
> (HOMERO, *Ilíada*, IX: 663-668).

Também o Aquiles descrito na *Etiópida* é um amante deslumbrado: apaixona-se desesperadamente pela amazona Pentesileia no instante em que a mata em batalha, e então, em um espasmo de paixão, também massacra Tersites[19] pelo fato de este ter ridicularizado seus sentimentos:

> A Amazona Pentesileia, que era filha de Ares e de raça trácia,
> vem aliar-se aos troianos. Demonstra bravura, mas é morta
> por Aquiles e sepultada pelos troianos. Aquiles liquida
> Tersites por este zombar dele e desonrá-lo por seu suposto
> amor por Pentesileia[9].

A personalidade de Aquiles é, no entanto, muito complexa. Ao comentar as tradições medievais em que ele aparece como uma espécie de cavaleiro arturiano, um Lancelote grego castamente apaixonado por Políxena, filha de Príamo, o tradutor e filólogo português Frederico Lourenço traça um perfil muito desfavorável do herói:

> Quem passasse desta visão rosada de Aquiles para a *Ilíada* homérica sentiria um choque violento. Como afirma Martin West (um dos maiores classicistas da actualidade), o Aquiles da *Ilíada* é o primeiro retrato conhecido de um maníaco-depressivo. É sanguinário, colérico, egoísta, cruel. Logo da primeira vez em que o vemos, está numa assembleia pública, perdido de fúria, prestes a trespassar com a espada que se opõe à sua vontade. Este episódio passa-se no Canto I. A *Ilíada* tem 24 cantos. Durante os primeiros dezoito, Aquiles continua amuado em consequência da desconsideração de que foi alvo e recusa-se a combater. É o herói bélico por excelência, mas podemos ler 80% da *Ilíada* sem que ele pegue numa única arma[20].

A notícia da morte de Pátroclo chega por meio de Antíloco, outro grande amigo de Aquiles que, sentado nas naves, parecia pressentir a desgraça. Então,

> [...] nuvem de dor envolveu a alma nobre do grande Pelida,
> que, tendo terra anegrada tomado nas mãos, a derrama
> pela cabeça, desta arte as graciosas feições afeando.
> De cinza escura manchado também fica o manto nectáreo.
> Logo na poeira de estende, ocupando grande área no solo,
> e os ondulados cabelos com ambas as mãos arrepela.
> (HOMERO, *Ilíada*, XVIII: 22-27).

"*Que prazer posso eu ter, se perdi o mais caro dos sócios, Pátroclo, o amigo que acima de todos prezava, estimando-o como a mim próprio?*" (HOMERO, *Ilíada*, XVIII: 80-82), lamenta-se Aquiles. Mesmo após os jogos fúnebres em honra a Pátroclo terem acabado, ele

> [...] no entanto, chorava
> o companheiro dileto, a virar-se de um lado para outro,
> sem pelo sono, que a todos domina, sentir-se vencido.
> Lembra-lhe a força de Pátroclo, a ingente e provada coragem,
> bem como os duros trabalhos que juntos haviam sofrido
> nas cruas guerras dos homens e, assim, sobre as ondas revoltas.
> Essas visões o levavam a pranto verter amaríssimo.
> (HOMERO, *Ilíada*, XXIV: 3-9).

Essa profunda tristeza e as manifestações de desespero deram margem à crença de que eles teriam sido amantes. Essa crença, aliás, era aparentemente central a uma tragédia perdida de Ésquilo, *Mirmidões*: em fragmentos que restam, Aquiles é retratado como o amante falando a seu amado morto[18]. As cenas refletiam a tendência, no século V a.C. e seguintes, de enxergar o relacionamento dos dois heróis sob uma luz homossexual que refletia os costumes sociais da época.

Um exemplo dessa tendência foi um litígio judicial de 345 a.C. no qual o orador Ésquines acusou de traição um político ateniense importante, Timarco. Ésquines, visando desacreditar Timarco, ataca sua moralidade, acusando-o de pederastia. Mas, como a mesma acusação poderia ser feita contra ele, o orador recorreu a Homero, fazendo uma leitura da amizade entre os dois heróis nos seguintes termos: *"embora Homero fale frequentemente de Pátroclo e Aquiles, ele esconde o amor deles e evita dar um nome à amizade deles, assumindo que o que vai além dos limites da amabilidade é óbvio para os leitores instruídos"*[21]. Timarco perdeu a questão, mas a ligação afetiva dos dois heróis homéricos permaneceu em discussão e nem todos os filósofos da época defendiam essa concepção.

Para Platão, o relacionamento de Aquiles e Pátroclo tinha um caráter virtuoso e era aprovado pelos deuses. Fedro, um dos participantes de *O Banquete*[22], livro escrito por volta de 380 a.C., fala que

> Ésquilo sem dúvida fala à toa, quando afirma que Aquiles era amante de Pátroclo, ele que era mais belo não somente do que este como evidentemente do que todos os heróis, e ainda imberbe, e além disso muito mais novo, como diz Homero. Mas, com efeito, o que realmente mais admiram e honram os deuses é essa virtude que se forma em torno do Amor, porém mais ainda admiram-na e apreciam e recompensam quando é o amado que gosta do amante do que é este daquele. Eis porque a Aquiles eles horaram mais do que a Alceste[23] enviando-o às ilhas dos bem-aventurados. Assim, pois, eu afirmo que o Amor é dos deuses o mais antigo, o mais honrado e o mais poderoso para a aquisição da virtude e da felicidade entre os homens, tanto em sua vida como após sua morte (PLATÃO, *O Banquete*, 180 a-c).

Os dois heróis se conheciam há muito tempo e, segundo algumas versões, seriam até parentes. De qualquer forma, o velho Nestor lembra a Pátroclo que anos antes ele tinha ido à Ftia com Ulisses em missão de recrutamento e lá encontram Peleu, pai de Aquiles, realizando um sacrifício juntamente com Aquiles, Pátroclo e o pai de Pátroclo, Menécio.

Peleu instou a seu filho *"para ser sempre o primeiro e de todos os mais distinguir-se"* (HOMERO, *Ilíada*, XI: 784). Naquela ocasião, Menécio também falou a Pátroclo: *"meu filho, supera-te Aquiles; mas, és mais velho do que ele. Em vigor, ele muito te excede. Dá-lhes, portanto, conselhos prudentes, admoesta-o e o instrui, que, para o bem dele próprio, por ti há de ser conduzido"* (HOMERO, *Ilíada*, XI: 786-789). É essa diferença de idade a que Fedro se refere n'*O Banquete* de Platão.

Também em outro *Banquete*, Xenofonte mostra Sócrates argumentando

> [...] que o amor da alma é superior ao do corpo. Todos sabemos que, sem amizade, nenhuma relação vale a pena. Pois bem, ao amor dos que admiram o carácter chama-se habitualmente uma doce e livre imposição; pelo contrário, muitos dos que só desejam o corpo, censuram e detestam os gestos dos que amam. E mesmo que amem corpo e alma, a flor da juventude tem as estações contadas e, quando murcha, a amizade forçosamente murcha com ela; a alma, pelo contrário, quanto mais o tempo avança, mais sábia e digna se torna. (XENOFONTE, *Banquete*, VIII: 13-15).

Na sequência, o relacionamento entre Aquiles e Pátroclo é mais uma vez comentado. Sócrates se diz ansioso para mostrar

> [...] que não são apenas os homens, mas que também os deuses e os heróis dão mais importância ao amor espiritual do que ao comércio do corpo. Vê Zeus que, a todas as mortais a que se uniu, seduzido pela sua beleza física, deixou-as continuar mortais, enquanto tornava imortais aqueles cujas almas nobres admirou. [...] Além disso – não é, Nicérato? – Homero representa a Aquiles vingando Pátroclo de maneira gloriosa, não por ser seu favorito, mas por ser seu companheiro de armas. E Orestes e Pílades, tal como Teseu e Pirítoo[24], e muitos outros semideuses famosos, não são celebrados em muitos poemas por terem dormido juntos, mas porque unidos por uma admiração mútua levaram a cabo, em conjunto, grandes e belos feitos. (XENOFONTE, *Banquete*, VIII: 28-31).

As opiniões desses pensadores balizaram a maioria dos debates realizados por estudiosos antigos e modernos. A relação dos dois heróis, no entanto, é descrita por Homero em termos que a colocam muito além de mera camaradagem, defende William Clarke, professor na Universidade Estadual da Louisiana e autor de um respeitado artigo sobre esta questão[21]. Ele admite que a relação entre Aquiles e Pátroclo não se moldava às convenções da pederastia tal como a Grécia Clássica as concebia.

De fato, a diferença de idade entre os parceiros e seus respectivos papéis (ativos ou passivos) era considerada uma característica fundamental. Pátroclo era mais velho que Aquiles, mas este seria obviamente o parceiro dominante. Pátroclo é mais fraco e obediente. Essas considerações – e a ausência nas obras homéricas de referências explícitas a um relacionamento homoafetivo – levaram muitos estudiosos e leitores a rejeitar qualquer inferência de que os heróis eram amantes.

Clarke observa que ligações interpessoais intensas e carregadas de emoção não são muito evidentes na *Ilíada* – a menos que sejam manifestadas por mulheres: os sentimentos de Tétis e Hécuba por seus filhos, de Andrômaca por Heitor e de Briseida por Pátroclo caído. Homero dá espaço considerável à expressão desses sentimentos, mas o apego emocional e suas expressões mais ardentes pertencem ao âmbito feminino – com exceção de Aquiles e Pátroclo. A afeição de Aquiles e as formas como ele a exprime são, nesta perspectiva, literalmente sem paralelo no poema. Suas atitudes em relação a Pátroclo mudam de uma incrível arrogância e egoísmo para uma ternura e compaixão sem precedentes[21].

Quando envia Pátroclo para a batalha, Aquiles dirige a Pátroclo as seguintes palavras:

> Grava, porém, no imo peito o que passo, insistente, a dizer-te,
> para que junto dos Dânaos eu possa alcançar alta glória
> e honras sem par, e eles próprios me venham trazer a belíssima
> filha de Brises, e infinitos presentes de grande valia.
> Logo que o Teucros das naus repelires, retorna. Ainda mesmo
> que o de Hera esposo, de voz retumbante, alta glória te ceda,
> sem mim não queiras levar mais avante o combate ardoroso.
> (HOMERO, *Ilíada*, XVI: 83-89).

Ele ainda tem ciúmes de sua própria honra, mas ergue uma oração a Zeus pedindo pela glória e segurança de Pátroclo, que parte para a luta sem ele. Foi um gesto incomparável:

> [...] Concede-lhe, Zeus, glória
> e o coração lhe reforça no peito, que Heitor julgar possa
> se sabe o fiel companheiro, sozinho, enfrentar o inimigo,
> ou se suas mãos invencíveis só podem mover-se com fúria
> quando ao seu lado me encontro nos duros combates
> da guerra.
> Mas logo que ele das naus afastar o tumulto e a peleja,
> faze que ileso regresse, afinal, aos navios velozes,
> com suas armas e os sócios, viris combatente de perto.
> (HOMERO, *Ilíada*, XVI: 241-248).

Homero descreve como Pátroclo se reveste coma as armas de Aquiles: cingiu-se das caneleiras e da couraça magnifica, pôs no ombro a espada de bronze, sobraçou um grande escudo e colocou o elmo de fino lavor. Aparece, então, uma vinculação um tanto inusitada a Quirão, o centauro mais justo que ensinou a arte da medicina a Asclépio e a seus filhos, Macáon e Podalírio, bem como ao próprio Aquiles. Pátroclo

> [...] toma, por fim, de uma lança bem forte, de fácil manejo.
> Só não tomou a hasta longa do Eácida, o herói impecável.
> grande, maciça e pesada; nenhum dos robustos Arquivos
> a manejava; o Pelida, somente, o fazia sem custo.
> Dera-a Quirão a Peleu, para exício de heróis, por afeto.
> (HOMERO, Ilíada, XVI: 139-143).

Pátroclo desobedeceu às ordens de Aquiles. Após matar sucessivamente vinte e seis troianos – além de Cébrion, o condutor do carro de guerra de Heitor –, também tentou escalar as muralhas de Troia. Ultrapassou o *métron*, a medida do possível ao mortal. Isso, no entanto, não diminui a dor e o sentimento de culpa de Aquiles que ecoam de forma violenta na morte e no abuso do cadáver de Heitor.

A violência com que Aquiles reage à notícia da morte de Pátroclo é, de acordo com Lourenço, umas das coisas mais arrepiantes que a literatura grega tem a oferecer[25]. Ele chora, arranca os cabelos, atira terra sobre a cabeça. Mais tarde, quando das honras fúnebres prestadas ao amigo morto, sacrifica cavalos, cães e rapazes troianos na pira funerária. Depois, arrasta todos os dias o cadáver de Heitor, atrelado a seu carro a ponto de os próprios deuses sentirem repugnância. De fato, até mesmo o insensível Apolo chega a dizer: "*toda a piedade falece ao Pelida, falece-lhe o senso da reverência, que é fonte de males e bens para os homens*" (HOMERO, Ilíada, XXIV: 44-45).

Para Aquiles, nem a morte de Peleu (seu pai) ou a de Neoptólemo (seu filho) seria mais dolorosa que a morte de Pátroclo, nenhuma outra tristeza se igualará a esta, como ele mesmo reconhece:

> [...] mais grave infortúnio é impossível,
> mesmo que a nova me viesse de haver meu bom pai falecido,
> que ora se encontra, sem dúvida, em Ftia, a chorar, incessante,

a longa ausência do filho, que em terra estrangeira, por causa
da abominável Helena combate os guerreiros de Troia,
ou se meu filho morrer, que em Esciro está sendo criado,
caso ainda veja a luz bela do Sol o divino Neoptólemo.
(HOMERO, *Ilíada*, XIX: 321-327).

Uma vez que relacionamento entre eles não era convencional, a dor de Aquiles foi histérica; seu colapso, terrível; e seu sentimento de perda, interminável, mesmo na famosa cena de reconciliação com Príamo. As implicações deste comportamento, no entanto, têm sido quase universalmente ignoradas por muitos estudiosos modernos que são rápidos em lembrar que Homero não faz nenhuma referência ao contato físico entre os heróis, mas não explicam uma das mais dramáticas cenas da *Ilíada*[21].

Ocorre quando Tétis vem entregar a Aquiles suas novas armas, entre elas o maravilhoso escudo feito por Hefesto,

[...] indo a seu filho encontrar abraçado ao cadáver
de Pátroclo,
em pranto esfeito, cercado por muitos dos fiéis companheiros.
Tétis, a deusa de pés argentinos, para ele achegou-se,
toma-lhe a mão e, falando, lhe disse as seguintes palavras:
"Filho, por mais tristeza que te cause, deixemos o morto
a descansar, pois tudo isso se deu por vontade dos deuses.
Ora estas armas recebe. São tuas. Hefesto aprontou-as".
(HOMERO, *Ilíada*, XIX: 4-10).

O abraço de Aquiles no cadáver de Pátroclo não é uma mera e convencional teatralidade de um homem tomado pela dor, visto que nenhum outro herói abraça dessa forma o corpo de um companheiro caído. Aqui, mais do que em qualquer outro lugar do poema, encontram-se evidências de um relacionamento físico entre os heróis, um relacionamento que, em todos os sentidos, vai além das normas de companheirismo estabelecidas pela *Ilíada*.

A cena do abraço sugere que a relação entre os dois heróis envolveu alguma forma de expressão física de seus sentimentos. A questão essencial, contudo, não é se praticavam a pederastia, mas se estavam apaixonados – e quanto a isso, não parece haver dúvidas. Para Clarke, a questão sexual é, de todo modo, irrelevante. A linguagem, os precedentes e o desenvolvimento dramático da *Ilíada* deixam claro que Aquiles e Pátroclo não eram apenas amigos, mas amantes enlevados. No entanto, Clarke ressalva, como nenhuma relação sexual está provada de forma conclusiva, aqueles a quem essa ideia é ofensiva são livres para rejeitá-la[21].

Prevalente na Grécia dos séculos V e IV a.C., a aceitação do caráter homoafetivo da ligação entre Aquiles e Pátroclo de alguma forma parece ter arrefecido com o tempo, mas nunca desapareceu completamente. Na verdade, ainda hoje permanece muito viva[26]. E como não poderia deixar de ser, também repercutiu na medicina.

De acordo com Robert Marshall e Alan Bleakley, o arquétipo do médico como herói exclusivamente masculino, quase um semideus (*hēmitheos*)[27], vem dando lugar a modelos alternativos. A educação médica pede uma reconceptualização e poderia se beneficiar com as abordagens feministas dos estudos homéricos. Tal mudança estaria alinhada, por um exemplo, com a concepção de Andrew Dalby segundo a qual o autor da *Ilíada* e da *Odisseia* seria uma mulher[28].

Além disso, o apoio proativo a escolhas de identidade sexual por profissionais da saúde resultaria em uma mensagem de esperança a pacientes com orientações sexuais minoritárias, especialmente em países e em contextos em que há fortes preconceitos ou repressão total. A relação homoafetiva de Aquiles e Pátroclo seria pano de fundo para iniciativas que visam mudar essa realidade, representando um avanço relevante e sinônimo de acolhimento, muito ao avesso da exclusão e da intolerância que tanto marcam os tempos atuais. A medicina, no entanto, tem feito declarações mornas sobre as escolhas de gênero dos médicos com base no fato de que tais escolhas ficam fora dos códigos de ética profissional. Para Marshall e Bleakley, isso não faz sentido em uma era em que os médicos jovens estão cada vez mais politicamente conscientes e ativos[29].

Aliás, a história recente da medicina – a norte-americana e, seguramente, a de muitos outros países, o Brasil incluído – contém um legado de crueldade contra membros de grupos de minorias sexuais e de gênero, releva um artigo do *New England Journal of Medicine* publicado em 01/08/2024[30]. Em uma espécie de *mea culpa*, a revista, fundada em 1812 e uma das mais importantes e influentes da área médica no mundo, reconhece que publicou artigos cruéis, desumanos e estigmatizantes que patologizaram a homossexualidade e a não conformidade de gênero até mesmo na década de 2010.

O artigo ressalta o papel da medicina na criação de categorias usadas para classificar, julgar e marginalizar os seres humanos de acordo com seus desejos e expressões de gênero de maneira agora reconhecida como ofensiva. A classificação nunca foi neutra: sempre contrapôs as pessoas "normais" àquelas consideradas "anormais" e necessitadas de cura. Os médicos promoveram alegações falsas sobre a homossexualidade como causa de suicídio, esquizofrenia e alcoolismo. As consequências danosas foram da ideia de que a vida como homossexual não valia a pena ser vivida até a submissão de um número desproporcional de homossexuais à lobotomia como tratamento para sua suposta esquizofrenia.

O poder da psiquiatria estava em ascensão nos Estados Unidos na década de 1940, alimentado por uma aliança com autoridades governamentais para promover a saúde mental e proteger a sociedade dos dissidentes sexuais. Tornou-se, então, uma parte inextricável da cultura carcerária à medida que os psiquiatras faziam parcerias com a polícia, advogados e tribunais para livrar a sociedade dos homossexuais. A Associação Psiquiátrica Americana classificava a homossexualidade como uma doença e insistia na necessidade de tratamento psiquiátrico – essa foi, talvez, a injustiça mais perniciosa que a medicina perpetrou contra os membros das minorias de gênero.

Havia, também, preconceitos contra os médicos gays. Um editorial publicado em 1970 discutiu as celebrações da semana do orgulho gay em Nova York e Chicago marcando um ano dos tumultos de Stonewall na cidade de Nova York[31]. O editorialista reiterava a visão médica dominante segundo a qual a homossexualidade era uma aberração, algo a ser diagnosticado e, se possível, curado. E reconhecia que a maioria dos homossexuais agora rejeitava esse conceito: eles eram, segundo o editorial, famosos por sua agressividade e pelo anseio por serem identificados.

Um médico gay anônimo viu no editorial uma indicação de que a profissão médica era ingênua e desatualizada, afirmando em uma carta ao editor que a prevalência da homossexualidade entre médicos era muito maior do que a maioria das pessoas acreditava e denunciou a homofobia estrutural da profissão, referindo-se às escolas médicas que recusavam candidatos do sexo masculino com traços de efeminação.

Mesmo quando o consenso médico mudou e não considerou mais a homossexualidade uma doença ou perversão, as comunidades médica e de saúde pública a patologizaram de uma maneira diferente: como um fator de risco para doenças sexualmente transmissíveis, especialmente para a infecção pelo HIV (*Human Immunodeficiency Virus*), o vírus da imunodeficiência humana causador do que viria a ser chamado de AIDS (*Acquired Immunodeficiency Syndrome* ou síndrome da imunodeficiência adquirida).

Os casos crescentes da doença desconhecida foram discutidos em artigos que incluíam a palavra "homossexual" em seus títulos, ajudando a consolidar esse elo no imaginário público. Muitos estudos de casos destacaram o fato de que os pacientes afetados eram homens jovens anteriormente saudáveis, mas nenhuma empatia era aparente nesses artigos.

Ao longo da maior parte dos seus duzentos e doze anos, o *Journal* dedicou espaço substancial à promoção de teorias e medos estigmatizantes sobre as minorias sexuais e de gênero, incluindo lésbicas, gays, transgêneros e queer (LGBTQIA+), exercendo imensa influência cultural sob o disfarce de objetividade científica. Esse legado, ainda presente em muitas salas de exame, hospitais e escolas médicas, não pode ser remediado sem uma avaliação mais ampla e profunda das maneiras pelas quais a medicina criou e perpetuou o tratamento desumano dessas pessoas[30].

A cena na taça do pintor Sósias, no entanto, comporta mais uma interpretação: momentos de compaixão podem ocorrer até nas guerras mais brutais. Afastados do tumulto da batalha, Pátroclo, ferido e fragilizado, recebe os cuidados de um Aquiles estranhamente calmo e que em nada lembra o guerreiro cuja ira desencadeou uma guerra desastrosa, o mesmo Aquiles que travou uma batalha duríssima contra as ondas do rio-deus Escamandro, o mais espantoso encontro entre deuses e homens descrito na *Ilíada*[32]. Lutar contra a corrente talvez já seja uma metáfora esvaziada, mas nunca foi tão necessário que os profissionais da área da saúde – aliás, não apenas eles – resistam a ser arrastados pelas correntes da violência e se tornem cada vez mais humanizados e acolhedores.

A *Ilíada* é a história do sofrimento de um herói, cuja cólera o degrada às profundezas da bestialidade, escreve Gregory Nagy. Este mesmo sofrimento, este mesmo sentimento de perda, no entanto, fará, em última instância, a cólera selvagem apaziguar-se em um momento de reconhecimento de si próprio que eleva Aquiles ao reino mais sublime do humanismo. "No fim da *Ilíada*, quando Aquiles principia a reconhecer a dor dos seus inimigos mais mortíferos, do Outro, ele começa a conquistar um verdadeiro conhecimento de si. A cólera está no seu fim. E a história pode também chegar ao seu fim"[33].

Este ensaio e este livro também chegam a seu fim com a tradução de um poema de Louise Elisabeth Glück (1943 – 2023), poetisa e ensaísta estadunidense, ganhadora do prêmio Nobel de Literatura de 2020. Sua obra tem como temas centrais a infância, a vida familiar, a morte e as perdas. Na busca do universal inspirou- se em motivos clássicos, especialmente em mitos e personagens gregos. São ecos de Homero. Vale a pena encerrar com

O Triunfo de Aquiles
Na história de Pátroclo
ninguém sobrevive, nem mesmo Aquiles,
que era quase um deus.
Pátroclo com ele se parece; eles usavam
a mesma armadura.
Sempre nessas amizades
um serve ao outro, um é menos que o outro:
a hierarquia
é sempre aparente, embora as lendas
não sejam confiáveis – sua fonte é o sobrevivente,
aquele que foi abandonado.
Que eram os navios gregos em chamas
em comparação com essa perda?
Em sua tenda, Aquiles
pranteava com todo o seu ser
e os deuses viram
que ele era um homem já morto, uma vítima
da parte que amou,
a parte que era mortal.[34]

NOTAS

HOMERO E A MEDICINA: AFINIDADES ELETIVAS

1. GRAZIOSI, B. *Homero*. 2021, p. 37.

2. MANGUEL, A. *Ilíada e Odisseia de Homero. Uma Biografia*. 2008, p. 108.

3. GRAZIOSI, B. *op. cit.*, p. 32-33.

4. NAGY, G. *Questões Homéricas*. 2021, p. XIII.

5. TESSON, S. *Um Verão com Homero*. 2019, p. 22-23.

6. MANGUEL, A. *op. cit.*, p. 9-10.

7. SCLIAR, M. 2000.

8. *id. A Paixão Transformada: História da Medicina na Literatura*. 1996, p. 10-11.

9. MANGUEL, A. *op. cit.*, p. 171.

10. COUTO Jr, D. *As Flechas de Apolo: Aspectos Culturais da Medicina Ocidental Desde a Guerra de Troia Até a Primeira Conflagração Mundial*. 2013, n.p.

11. *id., ibid.*, p. 458.

12. SCLIAR, M. *op. cit.*, 1996, p. 7-8.

13. VIDAL-NAQUET, P. *O Mundo de Homero*. 2002. p. 14-15.

14. MALTA, A. *Homero Múltiplo. Ensaios Sobre a Épica Grega*. 2012, p. 13.

15. GRAZIOSI, B. *op. cit.*, p. 43-46.

16. VIDAL-NAQUET, P. *op. cit.*, p. 123-127.

17. MALTA, A. *A Musa Difusa: Visões da Oralidade nos Poemas Homéricos*. 2015, p. 127. Como Malta esclarece na introdução (p. 11), ele tem por objetivo, "apresentar didaticamente as discussões principais sobre a questão da oralidade na épica, com foco em dois nomes fundamentais, o do alemão Friedrich August Wolf (1759-1824) e o do norte-americano Milman Parry (1902-1935)". É um livro essencial também para os não-especialistas em Homero pois traduz e comenta autores de difícil acesso.

18. *id., ibid.*, p. 132.

19. *id., ibid.* p. 220.

20. *id., ibid.*, p. 221.

21. GRAZIOSI, B. *op. cit.*, p. 63.

22. DALBY, A. *Rediscovering Homer: inside the origins of the epic.* 2007, p. viii.

23. *id. ibid.*, p. 141-153.

24. *id. ibid.*, p, 153.

25. Samuel Butler (1835 – 1902) defendia que a *Odisseia* foi escrita por Nausícaa, cujo nome pode ser traduzido como "Barqueira", pseudônimo que ocultaria uma princesa grega da Sicília (VIDAL-NAQUET, P. *op. cit.*, p. 81-82). Filha de Alcínoo, rei dos feácios, Nausícaa encontra na praia o náufrago Ulisses, quando, por ação de Posídon, sua nau afundou ao largo de Esquéria (BRANDÃO, J. *Dicionário Mítico-Etimológico da Mitologia Grega*. Vol. II, p. 158-159).

26. NAGY G. *op. cit.*, p. 24-25.

27. JAEGER, W. *Paideia: a Formação do Homem Grego*. 1994, p. 25-26.

28. CARPEAUX, O.M. *Literatura Grega*. 2008, p. 46-47.

29. DAREMBERG, C. 1868.

30. NUTTON V. *A Medicina Antiga*. 2017, p. 73.

31. JAEGER, W. op. cit., p. 1006.

32. *id. ibid.*, p. 1001.

33. *id. ibid.*, p. 1001-1003.

34. von STADEN, H. Celsus as historian? 1999. p. 251-294.

35. JOUANNA, J. *Greek Medicine from Hippocrates to Galen. Selected Papers.* 2012, p. 17-18.

36. Oribásio (325-403), médico grego nascido em Pérgamo, teve como seu cliente mais ilustre o Imperador romano Juliano, o Apóstata (331 –363). Escreveu uma espécie de enciclopédia sobre o conhecimento médico de seu tempo e alguns desses livros chegaram até nós (CAIRUS, H.F.; RIBEIRO JR., W.A. *Textos hipocráticos: o doente, o médico e a doença*. 2005, p. 234).

37. DAREMBERG, C. *Oeuvres D'Oribase. Tome Deuxième.* 1854, p. 496 e 897.

38. NUTTON, V. *Galen. A Thinking Doctor in Imperial Rome.* 2020, p. 7-11.

39. PLINY. *Natural History.* Apud MAJNO, G. Galen – and into the Night. *In:* ____*The Healing Hand: Man and Wound in the Ancient World.* 1975, p. 395-422.

40. VIDAL-NAQUET, P. *op. cit.*, p. 20-21.

41. NULAND, S. B. *The Paradox of Pergamon: Galen.* 1988, p. 31-60

42. MAJNO, G. Galen – and into the Night. *op. cit.* 1975, p. 395-422.

43. NUTTON, V. *op. cit.*, 2020, p. 2.

44. KUDLIEN, 1965.

45. LYONS, A. S. *Medicina Cretense e Micênica.* 1997, p. 152-163.

46. SIGERIST H. E. *Homeric Medicine,* 1961. p. 35-36.

47. MANGUEL, A. *op. cit.*, p. 111-113.

48. WERNER, C. 2020.

49. DAREMBERG, C. *La Medecine dans Homère.* 1865, p. 1-3.

50. *id., ibid.*, p. 3.

51. NAGY, G. *op. cit.*, p. 80-107.

52. JAEGER, W. *op. cit.*, p. 68.

53. GRIMAL, P. *Mitologia Grega.* 2013, p. 7-11.

54. FRÖLICH, H. *Die Militärmedizin Homer's.* 1879, p. 63-65.

55. NUTTON, V. *op. cit.*, 2017. p. 61-62.

56. VIDAL-NAQUET, P. *op. cit.*, p. 15.

57. FOX, R. L. *The Invention of Medicine. From Homer to Hippocrates.* 2020, p. 34-35.

58. SIGERIST, H. E. *op. cit.*, p. 18-19.

59. GRMEK, M. D. *Diseases in the Ancient Greek World.* 1989, p. 20.

60. VIDAL-NAQUET, P. *op. cit.*, p. 29-30.

61. MALTA, A. *op. cit.*, 2012, p. 15.

62. JAEGER, W. *op. cit.*, p. 61.

63. MANGUEL, A. *op. cit.*, p. 41.

64. MARSHALL, R.; BLEAKLEY, A. *Rejuvenating Medical Education: Seeking Help from Homer.* 2017, p. 12-13.

65. *id., ibid.*, p. 10.

66. *id., ibid.*, p. 11.

65. *id., ibid.*, p. 14.

66. SOUSA, M.S.A. *et al.*, 2012.

67. BARBOZA, J. S.; FELICIO, H. M. S., 2020.

68. GALLIAN, D. *A literatura como remédio: os clássicos e a saúde da alma.* 2017, p. 186-187.

69. *id., ibid.*, p. 210.

70. GABRIEL, 2023.

OS FILHOS DE ASCLÉPIO VÃO À GUERRA

1. BUZELLI, J. L. S. Introdução. A Palavra em Ruínas. *In:* ____ *Fragmentos de Poesia Épica e Cômica da Grécia Antiga & Vidas de Homero.* 2019, p. XXXIII-LXXVII. O livro de José Leonardo de Souza Buzelli traz, em edição bilíngue (grego e latim), "as ruínas" literárias do Ciclo Épico traduzidas. Também inclui as *Vidas de Homero*, os apêndices de épicos tardios e a *Batracomiomaquia*. Obra abrangente e essencial para leitores em língua portuguesa, especialistas ou não.

2. Com base nos poemas homéricos e nos poemas cíclicos, Cláudio Moreno escreveu um belíssimo livro: *Tróia: o romance de uma guerra*. Porto Alegre: L&PM, 2004. Além dos poemas do Ciclo Troiano, há dois relatos supostamente escritos por dois guerreiros que teriam participado do conflito: Díctis, o cretense, – autor de *Um diário da Guerra de Troia*, uma narrativa favorável aos gregos – e Dares, o frígio, – autor de *A queda de Troia, uma história*, favorável aos troianos. Consideradas erroneamente como antecessoras a Homero em vários séculos, as duas obras foram traduzidas para o latim e tiveram repercussão importante em escritores da Idade Média. Díctis e Dares criticaram Homero por representar os deuses com todas as fraquezas humanas e interferir nos assuntos dos homens. A partir do século XVIII, a inveracidade dessas obras foi definitivamente comprovada. Os

dois livros foram recentemente lançados no Brasil (FRAZER, R. M. *A outra Guerra de Troia: as crônicas de Dictys de Creta e de Dares da Frígia*. Tradução, prefácio e notas de Martha Aratanha. Rio de Janeiro: FGV Editora, 2024).

3. A menos que indicado, as traduções da *Ilíada* e da *Odisseia* utilizadas nestes ensaios foram as de Carlos Alberto Nunes (1897–1990), que, além de médico, foi também poeta e tradutor. A grafia dos nomes dos personagens homéricos e mitológicos varia amplamente. Nas citações, a grafia foi mantida conforme encontrada nos diferentes autores. No meu texto, a grafia utilizada foi a de Junito de Souza Brandão (1924–1995), professor e classicista brasileiro, especialista em Mitologia Grega e Latina. BRANDÃO J. S. *Dicionário Mítico-Etimológico da Mitologia Grega*. Vol. I e II. Petrópolis, RJ: Vozes, 1991.

4. ALEXANDER, C. *A Guerra que Matou Aquiles. A Verdadeira História da Ilíada*. 2014, p. 71-72.

5. MARCH, J. *Mitos Clássicos*. 2016, p. 308.

6. Em grego: Ἀσκληπιός, transl. *Asklēpiós*. Esculápio, na mitologia romana (em latim: *Aesculapius*).

7. EDELSTEIN, L. The hero Asclepius. *In*: EDELSTEIN, E. J.; EDELSTEIN, L. *Asclepius. Collection and Interpretation of Testimonies*, Vol. II. 1998, p. 1-64. Esta obra monumental foi publicada originalmente em 1945 por Ludwig Edelstein (1902-1965) e Emma J. Edelstein (1904-1958), um casal de professores judeus do Instituto de História da Medicina da Universidade de Berlim. Quando os nazistas assumiram o poder em 1933, perderam seus cargos e emigraram para os Estados Unidos. O volume I (de Emma Edelstein) contém impressionantes 861 fontes primárias sobre Asclépio e seus descendentes, traduzidas do grego e do latim para o inglês. O Volume II (de Ludwig Edelstein) analisa o culto a Asclépio e seus filhos Macáon e Podalírio.

8. EDGEWORTH, F. H, 1916.

9. Coletânea de 33 poemas anônimos dedicados a 22 divindades gregas. Os hinos eram declamados (e não cantados) por rapsodos – declamadores/cantores profissionais – em festivais públicos nas póleis gregas. De autoria desconhecida, os Hinos Homéricos são parte da "questão homérica", discutida há séculos e até hoje sem consenso. O hino a Asclépio é, no mínimo, posterior à primeira metade do século V a. C. (RIBEIRO Jr., W.A. Introdução. *In*: _____ *Hinos Homéricos: tradução, notas e estudo*. 2010, p. 40-79).

10. Tradução de Wilson A. Ribeiro Jr. *In*: RIBEIRO Jr., W.A. *op. cit.*, p. 212.

11. KERÉNYI, K. *Arquétipos da Religião Grega*. 2015, p. 7-8.

12. EDELSTEIN, L. The god Asclepius. *In*: EDELSTEIN, E.J.; EDELSTEIN, L. *op., cit.*, Vol. II. 1998, p. 65-138.

13. KERÉNYI, K. *op., cit.*, p. 19-20.

14. BRANDÃO, J. S. *Dicionário Mítico-Etimológico da Mitologia Grega*. Vol. II. 1991, p. 355-356.

15. APOLODORO. *Biblioteca*, II, 5, 4, 85. *In:* REALE, G. *Corpo, Alma e Saúde. O Conceito de Homem de Homero a Platão*. 2002, p. 260. Trata-se de Pseudo-Apolodoro, autor da Biblioteca e do Epitoma, obras anteriormente atribuídas ao historiador Apolodoro de Atenas (século II a.C.).

16. BRANDÃO, J. S. *op. cit.*, Vol. II., p. 355-356.

17. *id., ibid.*, p. 294.

18. EDELSTEIN, E.J.; EDELSTEIN, L. *op. cit.*, 1998, Vol. II. p. 10-17.

19. FILIPPOU, D. *et al.*, 2020.

20. SALAZAR, C.F. The Iliad. *In*: ____ *The Treatment of War Wound in Graeco-Roman Antiquity*. 2000, p. 125-158.

21. Ver p. 121.

22. EDELSTEIN, E.J.; EDELSTEIN, L. *op. cit.*, 1998, Vol. II. p. 10-17.

23. WOODS, S. 1948.

24. DAREMBERG, C. *La Médecine dans Homère*. 1865, p. 79.

25. MAJNO, G. The Iatros. *In*: ____ *The Healing Hand: Man and Wound in the Ancient World*. 1975, p. 141-206.

26. LAIOS, K. *et al.*, 2021.

27. VIDAL-NAQUET, P. *O Mundo de Homero*. 2002, p. 58-59.

28. Scholia in Homerum, *Ad Iliadem*, XI, 515. *In:* EDELSTEIN, E.J.; EDELSTEIN, L. *op. cit.*, 1998, Vol. I. p. 67-68.

29. EUTATHIUS. *Commentarii ad Homeri Iliadem*, XI, 514. *In:* EDELSTEIN, E.J.; EDELSTEIN, L. *op. cit.*, 1998, Vol. I. p. 68.

30. EDELSTEIN, E. J.; EDELSTEIN, L. *op. cit.*, 1998, Vol. II. p. 10-17.

31. NUTTON, V. *A Medicina Antiga*. 2017, p. 61.

32. EDELSTEIN, E. J.; EDELSTEIN, L. *op. cit.*, Vol. II, 1998. p. 10-17.

33. SIGERIST, H. E. *Homeric Medicine*. 1961, p. 32.

34. BALANIKA, A. P.; BALTAS, C. S, 2014.

35. FOX, R. L. *The Invention of Medicine. From Homer to Hippocrates*. 2020, p. 43.

36. PLATÃO. *A República*. III, 406a, 1993.

37. EUTATHIUS. *Commentarii ad Homeri Iliadem*, XI, 833. *In:* EDELSTEIN, E. J.; EDELSTEIN, L. op. cit., 1998,Vol. I. p. 66.

38. Ver p. 154 e segs.

39. KERÉNYI, K. *op. cit.*, p. 90-91.

40. NEAL, T. *The Wounded Hero. Non-Fatal Injury in Homer's Iliad*. 2006, p. 35.

41. NUTTON, V. *op. cit.*, p. 66.

42. DAREMBERG, C. *op. cit.*, p. 8.

43. Esta é a única referência inequívoca na *Ilíada* ao uso de uma atadura. Ver p. 100.

44. VIDAL-NAQUET, P. *op. cit.*, p. 40-41.

45. GRAZIOSI, B. *Homero*. 2021, p. 72.

46. FOX, R. L. *op. cit.*, p. 42-43.

47. BRANDÃO, J.S. *op. cit.*, Vol. I. 1991, p. 441-443.

48. *Scholia in Pindarum, Ad Pythias*, I, 190a. *In:* EDELSTEIN, E.J.; EDELSTEIN, L. *op. cit.*, 1998, Vol. I. p. 84-85.

49. BRANDÃO, J. S. *op. cit.* Vol. I. 1991, p. 441-443.

50. Há uma série de cartas ou epístolas que teriam sido trocadas entre o rei da Pérsia, Artaxerxes, Hipócrates e alguns intermediários. Essa correspondência, porém, é apócrifa (CAIRUS, H. F.; RIBEIRO, J. R., W. A. *Textos hipocráticos: o doente, o médico e a doença*. 2005, p. 15).

51. HIPPOCRATES. *Epistulae,* 27. *In:* EDELSTEIN, E. J.; EDELSTEIN, L. *op. cit.*, 1998, Vol. I. p. 86.

52. APOLLODORUS. *Epitoma,* V, 1. *In:* EDELSTEIN, E.J.; EDELSTEIN, L. *op. cit.*, 1998,Vol. I p. 86.

53. Não é o Eurípilo, o filho de Evémone que foi medicado por Pátroclo. Ver p. 94-96 e 155.

54. PAUSANIAS. *Descriptio Graeciae.* III, 26, 9. *In:* EDELSTEIN, E.J.; EDELSTEIN, L. *op. cit.*, 1998, Vol. I. p. 92.

55. *id., ibid.,* III, 26, 10. *In:* EDELSTEIN, E.J.; EDELSTEIN, L. *op. cit.*, 1998, Vol. I. p. 75.

56. EUTATHIUS. *Commentarii ad Homeri Iliadem, XIII,* 830. *In:* EDELSTEIN, E.J.; EDELSTEIN, L. *op. cit.*, 1998, Vol. I p. 95.

57. APOLLODORUS. *Epitoma,* VI, 18. *In:* EDELSTEIN, E. J.; EDELSTEIN, L. *op. cit.*, 1998, Vol. I. p. 101.

58. STEPHANUS BYZANTIUS. *Ethnica. In:* EDELSTEIN, E. J.; EDELSTEIN, L. *op. cit.*, 1998, Vol. I. p. 99.

59. STRABO. *Geographica,* VI, 3, 9. *In:* EDELSTEIN, E. J.; EDELSTEIN, L. *op. cit.*, 1998, Vol. I. p. 99.

60. QUINTUS SMYRNAEUS. *Posthomerica,* VI, 458-493 *In:* EDELSTEIN, E. J.; EDELSTEIN, L. *op. cit.*, 1998, Vol. I. p. 96.

61. TRAPP, R. L., 1961.

62. A *Crestomatia* é uma obra atribuída a Proclo, um neoplatonista que faleceu em 485 da era cristã, e constava da *Biblioteca,* compilada no século IX por Fócio, patriarca de Constantinopla. Constitui uma das principais fontes do Ciclo Épico (ALLEN, 1908).

63. PROCLO, *Crestomatia. In:* BUZELLI, J. L. S. *op. cit.*, 2019. p. 143.

64. FOX, R. L. *op. cit.*, p. 50.

65. DAREMBERG, C. *op. cit.*, p. 90.

66. NUTTON, V. *op. cit.*, p. 62-63.

67. KERÉNYI, K. *op. cit.*, p. 90-91.

68. DAREMBERG, C. *op. cit.*, p. 4.

OS HERÓIS HOMÉRICOS E OS MÉDICOS DO SÉCULO XXI

1. GRMEK, M.D. *Diseases In The Ancient Greek World.* 1989, p. 23.

2. Ver p. 72 e 113.

3. GRMEK, M.D. *op. cit.*, p. 25.

4. Tersites foi morto por Aquiles quando ridicularizou a paixão deste por Pentesileia. Ver p. 158.

5. FOX, R. L. *The Invention of Medicine. From Homer to Hippocrates.* 2020, p. 49.

6. GRMEK, M.D. *op. cit.*, p. 24.

7. Ver p. 115, 120-121.

8. GRAZIOSI, B. *Homero.* 2021, p. 58.

9. Ver p. 48.

10. Descrita a partir da p. 129.

11. Ver p. 98-99.

12. DAREMBERG, C. *La Médecine Dans Homère.* 1965, p. 91.

13. Belerofonte era filho de Posídon, mas tem por pai humano a Glauco, filho de Sísifo. Entre outras missões perigosas, matou a Quimera, cavalgando Pégaso, o cavalo alado. Belerofonte sonhou alto demais: cheio de orgulho após suas vitórias, ele tentou escalar o Olimpo e foi fulminado por Zeus. Pégaso foi transformado em constelação. (BRANDÃO, J. S. *Dicionário Mítico-Etimológico da Mitologia Grega.* Vol. I. 1991. p. 156-159)

14. GRMEK, M. D. *op. cit.*, p. 25-27.

15. Ver p. 96.

16. TESSON S. *Um Verão com Homero.* 2019, p. 111-114.

17. GRMEK, M.D. *op. cit.*, p. p. 36.

18. DAREMBERG, C. *op. cit.*, p. 86.

19. FOX, R. L. *op., cit.*, p. 47.

20. GRMEK, M.D. *op. cit.*, p. 47-86.

21. GRAZIOSI, B. *op. cit.*, p. 58-62.

22. NAGY, G. *O Herói Épico*. 2017, p. 45-47.

23. *id., ibid.*, p. 49-50.

24. *id., ibid.*, p. 30-35.

125. MARSHALL, R.; BLEAKLEY, A. *Rejuvenating Medical Education: Seeking Help from Homer*. 2017, p. 19-20.

26. *id. ibid.*, p. 16.

27. *id., ibid.*, p. 44.

28. *id. ibid.*, p. 16-17.

29. Osler compunha o famoso grupo dos *Big Four*, os Quatro Grandes Fundadores da Faculdade e Hospital Johns Hopkins; os outros três foram William Henry Welch (1850–1934), patologista; William Stewart Halsted (1852–1922), cirurgião; e Howard Atwood Kelly (1858–1943), ginecologista (REZENDE, J. M. *À sombra do plátano: crônicas de história da medicina*. 2009, p. 263).

30. WHEELER, 1990.

31. MARSHALL, R.; BLEAKLEY, A. *op. cit.*, p. 21-22.

32. *id., ibid.*, p. 29.

33. *id., ibid.*, p. 22.

34. BUONANNO, M. 2011.

35. FRANCO, Z. *et al.* 2011.

36. ZANKER, G. *The heart of Achilles: characterization of personal ethics in the Iliad*. 1994, p. 10-18.

37. MARSHALL, R.; BLEAKLEY, A. *op., cit.*, p. 18.

ENTRE MORTOS E FERIDOS

1. GRMEK, M. D. *Diseases in the Ancient Greek World*. 1989, p. 27-28.

2. DAREMBERG, C. *La Médecine Dans Homère*, 1865. p. 59-84.

3. FRÖLICH, H. *Die Militärmedizin Homer's*, 1879. p. 56-60.

4. SAUNDERS, K. B, 2004.

5. GARLAND, R, 1981.

6. MORRISON, J. V, 1999.

7. SWINNEY, C, 2016.

8. KAYHANIAN, S.; MACHADO, R. J., 2020.

9. APOSTOLAKIS, E. *et al.* 2010.

10. KÖMÜRCÜ, E. *et al.* 2014.

11. GALANAKOS, S. P. *et al.* 2015.

12. KOUTSERIMPAS, C *et al.* 2017.

13. NOMIKOS, N., 2018.

14. PIKOULIS, E. A. *et al.* 2004.

15. CHICCO, M.; TEBALA, G. D, 2021.

16. Ver p. 48.

17. NEAL, T. Wounding Episodes Demonstrate Achaean Superiority. *In:* ____ *The Wounded Hero. Non-Fatal Injury in Homer's Iliad.* 2006, p. 63-111.

18. SAUNDERS, K. B., 1999

19. Ver p. 53-54.

19. WITHINGTON, E. T., 1892.

20. GRMEK, M. D. *op. cit.,* p. 33.

21. MARKETOS, S. G.; ANDROUTSOS, G. J., 2008.

22. Filho de Cronos e Reia e, portanto, irmão de Zeus, Hades era deus do mundo subterrâneo, o mundo dos mortos e, por extensão, o lugar para onde estes iam. É também uma abstração para "inferno" ou local de sofrimento (BRANDÃO, J. S. *Dicionário Mítico-Etimológico da Mitologia Grega.* Vol. I. 1991, p. 475-477). Símbolo das trevas inferiores, Érebo, era filho de Caos e irmão de Nix, a Noite. A partir do século VI a.C., quando o Hades foi dividido em três compartimentos, Érebo ocupou o centro, à igual distância entre os Campos Elísios e o Tártaro (*id., ibid.,* p. 347).

23. DAREMBERG, C. *op. cit.*, 1865. p. 64.

24. YOUNG, D. C. *A Brief History of the Olympic Games.* 2004. p. 4-7.

25. FOX, R. L. *The Invention of Medicine. From Homer to Hippocrates.* 2020. p. 38-39.

26. MAJNO, G. The iatros. *In:* ____ *The Healing Hand: Man and Wound in the Ancient World.* 1975, p. 141-206.

27. FRÖLICH, H, 1877.

28. MCCOY, M. B. *Woundedness, Narrative, and Community in the Iliad.* 2013.

29. WEIL, S. *A Ilíada ou o poema da força.* 1979. p. 319.

30. *id., ibid.*, p. 331.

31. VERNANT, J-P. 1978.

32. VIDAL-NAQUET, P. *O Mundo de Homero*, 2002. p. 52-54.

33. WEIL, S. *op. cit.*, 1979, p. 340-341.

34. *id., ibid.*, p. 344.

35. PÉGUY, C. *Notes sur M. Bergson e la philosophie bergsonienne.* 1935, p. 24.

36. Ver p. 116.

37. Ver p. 119.

38. RICOEUR, P. *A Memória, a História e o Esquecimento*, 2007, p. 465.

OS SEGREDOS DE QUIRÃO

1. DAREMBERG, C. La *Médecine Dans Homère.* 1865, p. 78.

2. Ver p. 42-43.

3. Ver p. 154 e segs.

4. HIPÓCRATES. *Do Decoro. In:* CAIRUS, H.F.; RIBEIRO, Jr., W.A. *Textos hipocráticos: o doente, o médico e a doença*, 2005, p. 196.

5. CAIRUS, H. F.; RIBEIRO, Jr., W. A. *op. cit.*, p. 209.

6. MAJNO, G. The iatros. *In:* ____ *The Healing Hand: Man and Wound in the Ancient World.* 1975, p. 141-206.

7. KLIMIS, G. *Medicinal Herbs and Plants in Homer*, 2008, p. 283-291.

8. SALAZAR, C. F. The Iliad. In: ____ *The Treatment of War Wound in Graeco-Roman Antiquity*. 2000, p. 125-158.

9. APPLEQUIST, W. L.; MOERMAN, D. E., 2011.

10. LIGEROS, K. A. *Homer's Special Practice of Applied Medicine and Therapeutics*, 1937.

11. Ver p. 61.

12. REALE, G. *Corpo, Alma e Saúde. O Conceito de Homem de Homero a Platão*. 2002, p. 40.

13. SIGERIST, H. E. *Homeric Medicine*. 1961, p. 27-29.

14. O tema do bode expiratório é parte importante da tragédia Édipo Rei, de Sófocles. Ver p. 138 e segs.

15. DERRIDA, J. *A Farmácia de Platão*. 2005, p. 79-80.

16. Ver p. 48.

17. Adquirido em 1862 pelo egiptólogo americano Edwin Smith em Luxor, esse papiro data de cerca de 1700 a.C. e tem 4,68 m de comprimento. Descreve 48 casos de feridas, fraturas, luxações e tumores, com uma abordagem considerada racional e científica. Entre os tratamentos está a sutura de feridas.

18. DAREMBERG, C. *op. cit.*, p. 83.

DE CORPO E ALMA

1. DAREMBERG, C. *La Médecine dans Homère*. 1865, p. 10.

2. A Escola de Alexandria tornou-se um importante centro médico no período pós-hipocrático. Nela foram realizadas pela primeira vez dissecções públicas de corpos humanos, posteriormente proibidas e só retomadas mil anos depois. Após a queda da dinastia dos Ptolomeus, com Cleópatra, em 30 a.C., e o domínio do Egito pelo Império Romano, o esplendor de Alexandria entrou em declínio. No início do século II d.C., quando lá estudou Galeno, ainda era uma grande metrópole. Sua grande biblioteca foi consumida pelo fogo no século VII d.C., após a tomada de Alexandria pelos muçulmanos (REZENDE, J. M. *À sombra do plátano: crônicas de história da medicina*. 2009, p. 65-67).

3. GEROULANO, S. *et al.* 2008.

4. Gramático e filólogo grego ligado à Escola Alexandrina, Aristarco sugeriu, por razões filológicas, que certos trechos dos poemas homéricos eram acréscimos posteriores e espúrios. Sua erudição tornou-se lendária, a tal ponto que, depois dele, qualquer crítico rigoroso passou a ser classificado de *aristarco* (MANGUEL, A. *Ilíada e Odisseia de Homero. Uma Biografia.* 2008, p. 51).

5. SNELL, B. *A Cultura Grega e as Origens do Pensamento Europeu.* 2005, p. 5-7.

6. REALE, G. *Corpo, Alma e Saúde. O Conceito de Homem de Homero a Platão.* 2002, p. 20.

7. *id., ibid.,* p. 21.

8. As transliterações dessas palavras variam de acordo com os autores; estas serão as utilizadas aqui.

9. DAREMBERG, C. *op. cit.,* p. 53-59.

10. GRMEK, M. D. *Diseases in the Ancient Greek World.* 1989, p. 361.

11. REALE, G. *op., cit.,* p. 61-64.

12. Ver p. 82-83.

13. REALE, G. *op., cit.,* p. p. 76.

14. SNELL, B. *op., cit.,* p. 8-10.

15. REALE, G. *op., cit.,* p. 70-81.

16. Esta cena será retomada à p. 153.

17. REALE, G. *op., cit.,* p. 58-69.

18. GRMEK, M. D. *op., cit.,* p. 20.

19. SNELL, B. *op., cit.,* p. 14.

20. ALEXANDER, C. *A Guerra que Matou Aquiles. A Verdadeira História da Ilíada.* 2014, p. 258-259.

21. Ver p. 99.

22. REALE, G. *op., cit.,* p. 78.

23. *id., ibid.,* p. 66.

DEUSES EM GUERRA

1. VIDAL-NAQUET, P. *O Mundo de Homero*. 2002, p. 63-64.

2. GRAZIOSI, B. *Os deuses do Olimpo: Da Antiguidade aos dias de hoje, as transformações dos deuses gregos ao longo da história*. 2016, p. 9.

3. PROCLO. *Crestomatia*. In: BUZELLI, J. L. S. *Fragmentos de Poesia Épica e Cômica da Grécia Antiga & Vidas de Homero*. 2019, p. 111.

4. O mesmo que Geia.

5. ESCOLIASTA DE HOMERO, *Ilíada*. In: BUZELLI, J. L. S., *op. cit.*, p. 117.

6. Ver p. 38.

7. Ver p. 58.

8. Ver p. 38.

9. Ver p. 90, 109, 152.

10. VIDAL-NAQUET, P. *op. cit.*, p. 70.

11. Ver p. 29.

12. FOX, R. L. *The Invention of Medicine. From Homer to Hippocrates*. 2020, p. 38-39.

13. Ver p. 129 e segs.

14. NEAL, T. *The Wounded Hero. Non-Fatal Injury in Homer's Iliad*. 2006, p. 36-37.

15. Ver p. 41.

16. Ver p. 41.

17. Ver p. 97-98.

18. VIDAL-NAQUET, P. *op. cit.*, p. 66.

19. KERÉNYI, K. *Arquétipos da Religião Grega*. 2015, p. 94-95.

20. MCCOY, M. B. *Woundedness, Narrative, and Community in the Iliad*. 2013, p. 1-35.

21. VIDAL-NAQUET, P. *op. cit.*, p. 65.

22. *id., ibid.*, p. 72-73.

23. SNELL, B. *A Cultura Grega e as Origens do Pensamento Europeu*. 2005, p. 24.

24. *id., ibid.*, p. 28.

25. *id., ibid.*, p. 32.

26. *id., ibid.*, p. 37.

27. HERÓDOTO. *História*, II, 50.

28. *id., ibid.*, II, 53.

29. GRAZIOSI, B. *op., cit.*, p. 50-52.

30. TESSON, S. *Um Verão com Homero*. 2019, p. 193-194.

PESTE EM TROIA, TEBAS E ATENAS

1. PROCLO, *Crestomatia*. In: BUZELLI, J. L. S. *Fragmentos de Poesia Épica e Cômica da Grécia Antiga & Vidas de Homero*. 2019, p. 111-115.

2. FOX, R. L. *The Invention of Medicine. From Homer to Hippocrates*. 2020, p. 39-40.

3. Ver p. 117.

4. NUTTON, V. *A Medicina Antiga*. 2017, p. 63-66.

5. FARNELL, L. R. *Cults of the Greek States IV*. 1907, p. 162-165.

6. BERNHEIM, F.; ZENER, A.A. 1978.

7. TSOUCALAS, G. et al., 2014.

8. VERNANT, J-P. *Édipo sem Complexo*. In: VERNANT, J-P.; VIDAL-NAQUET, P. *Mito e Tragédia na Grécia Antiga*. 2011a, p. 53-71.

9. O deus crepuscular é Hades.

10. NUTTON, V. *op. cit.*, p. 85.

11. Ver p. 100.

12. Zeus, filho de Cronos.

13. FOX, R. L. *The Invention of Medicine. From Homer to Hippocrates*. 2020 p. 297-306.

14. NUTTON, V. *op. cit.*, p. 13.

15. LANGMUIR, A. D. et al., 1985.

16. ZAROCOSTAS, J. 2020.

17. WORLD HEALTH ORGANIZATION. *The impact of Covid-19 on health and care workers: a closer look at deaths*. Geneva: WHO/HWF/Working Paper/2021.1. Geneva: 2021.

18. MACHADO, M. H. et al., 2023.

19. Ver p. 67-72.

20. LIPWORTH, W. 2020.

21. Ver p. 62-63.

22. URMSON, J. O. *Saints and heroes. In:* MELDEN, A.I. (ed.) *Essays in Moral Philosophy*. University of Washington Press, 1958. p. 201-202.

23. CONSELHO FEDERAL DE MEDICINA. *Código de Ética Médica*. Resolução CFM nº 2.217, de 27 de setembro de 2018, modificada pelas Resoluções CFM nº 2.222/2018 e 2.226/2019. CMF, Brasília. 2019, p. 21.

24. *id., ibid.* p. 19.

25. CARVALHO, S.; AGUIAR, L. A., 2020.

UMA CENA À MARGEM DO CAMPO DE BATALHA

1. JUNKER, K. Achilles and Patroclus in the Trojan War: An introductory case study. *In:* ____*Interpreting the Images of Greek Myths. An Introduction*. 2012. p. 1-18.

2. LYNCH, K. M. 2007.

3. Para o significado médico dos klinai ver p. 87.

4. MAJNO, G. The iatros. *In:* ____*The Healing Hand: Man and Wound in the Ancient World*. 1975, p. 141-206.

5. DAREMBERG, C. *La Médecine Dans Homère*. 1865, p. 81.

6. Ver p. 39-40, 93.

7. Ver p. 90, 109.

8. SALAZAR, C. F. The Iliad. *In:* ____ *The Treatment of War Wound in Graeco-Roman Antiquity*. 2000, p. 125-158.

9. PROCLO. *Crestomatia*. In: BUZELLI, J. L. S. *Fragmentos de Poesia Épica e Cômica da Grécia Antiga & Vidas de Homero*. 2019, p. 137.

A Ilha Branca referida no texto situava-se na foz do Danúbio onde Aquiles continua a viver feliz, divertindo-se com suas armas e participando de um eterno banquete. Teria se casado com Medeia, ou com Ifigênia, com Políxena, ou, ainda, com Helena (BRANDÃO, J. S. *Dicionário Mítico-Etimológico da Mitologia Grega*. Vol. I. 1991, p. 97-104).

10. Ver p. 107-108.

11. Ver p. 45.

12. Ver p. 49-50.

13. ARIETI, 1983.

14. É quando Hecamede, a escrava do velho Nestor, prepara sua famosa bebida. Ver p. 45-46.

15. Para o tratamento de Eurípilo ver p. 94-95.

16. NAGY, G. *O Herói Épico*. 2017, p. 25.

17. *id. Achilles and Patroklos as Models for Twinning of Identity*. 2023, p. 268-288.

18. MORALES, M. S.; MARISCAL, G. L. 2003.

19. Tersites, o herói aqueu deformado fisicamente e ridicularizado por todos. Ver p. 57.

20. LOURENÇO, F. *Grécia revisitada: ensaios sobre a cultura grega*. 2022, p. 24.

21. CLARKE, W. M. 1978.

22. Em grego antigo, Συμπόσιον, transl. *Symposion*. É o mesmo título da obra de Xenofonte.

23. Alceste se oferecera para morrer em lugar de seu marido, Admeto, mas é salva por Hércules (BRANDÃO, J. S. *op. cit.*, 1991, p. 47-48).

24. Orestes era o filho mais novo de Agamêmnon e Clitemnestra; matou sua mãe que havia assassinado Agamêmnon com ajuda do amante Egisto (BRANDÃO, J. *op. cit.*, Vol. II. 1991, p. 192-195). Teseu era filho de Posídon e entre suas aventuras estão duas expedições coletivas: a busca do velocino de ouro e a guerra contra as Amazonas. Derrotou o Minotauro e libertou Ariadne do Labirinto (*id., ibid.*,

p. 425-46). Pirítoo era filho de Zeus e Dia; participou, juntamente com Teseu, do rapto de Helena. (*id., ibid.*, p. 282-283). Os dois lutaram contra os centauros (HOMERO, *Ilíada*, I: 263-265).

25. LOURENCO, F. *op., cit.*, p. 24.

26. Um exemplo da atualidade do tema é o livro *A canção de Aquiles*, de Madeline Miller. Narra, na visão de Pátroclo, a intimidade e os sentimentos amorosos dos dois heróis.

27. Ver p. 69-70.

28. Ver p. 20-21.

29. MARSHALL, R.; BLEAKLEY, A. *Rejuvenating Medical Education: Seeking Help from Homer.* 2017, p. 29-30.

30. HALEM, J. *et al.*, 2024.

31. Em 1969, a revolta de Stonewall foi série de protestos espontâneos realizados por membros da comunidade LGBT em resposta a uma batida policial que começou nas primeiras horas da manhã de 28 de junho de 1969, no bar Stonewall Inn, Greenwich Village, em Lower Manhattan, cidade de Nova York. Até hoje o evento é um dos marcos mais importantes na história da luta pelos direitos da comunidade LGBTQIA+.

32. Ver p. 127-128.

33. NAGY, G. *op., cit.*, 2017, p. 32.

34. GLÜCK, L. *The Triumph of Achilles*. New York: The Ecco Press, 1985, p. 16.

REFERÊNCIAS

ALEXANDER, C. *A Guerra que Matou Aquiles. A Verdadeira História da Ilíada*. Tradução de Marcio de Paula S. Hack. Rio de Janeiro: Bertrand Brasil, 2014.

ALLEN, T. W. The Epic Cycle. *The Classical Quarterly*, v. 2, p. 64-74, 1908.

APOSTOLAKIS, E.; APOSTOLAKI, G. APOSTOLAKI, M.; CHORTI, M. The reported thoracic injuries in Homer's Iliad. *Journal of cardiothoracic surgery*, v. 5, n. 114, 2010.

APPLEQUIST, W. L.; MOERMAN, D. E. Yarrow (*Achillea millefolium* L.): a Neglected Panacea? A Review of Ethnobotany, Bioactivity, and Biomedical Research. *Economic Botany*, v. 65, p. 209-225, 2011.

ARIETI, J. A. Achilles' Inquiry about Machaon: The Critical Moment in the Iliad. *The Classical Journal*, v. 79, n. 2, p. 125-130, 1983.

BALANIKA, A. P.; BALTAS, C. S. Hecamede: Homeric nurse of the battle-wounded in the Trojan War. *Journal of medical biography*, v. 22, n. 1, p. 32-34, 2014.

BALTAS, C. S.; BALANIKA, A. P. Achilles and Patroclus: lesser known Physicians of Homer's Iliad. *Journal of Musculoskeletal & neuronal Interactions*, v. 19, n. 2, p. 245-248, 2019.

BARBOZA, J. S.; FELICIO, H. M. S. Humanidades Médicas e seu Lugar no Currículo: Opiniões dos Participantes do Cobem/2017. *Revista Brasileira de Educação Médica*, v. 44, n.1: e028, 2020.

BERNHEIM, F.; ZENER, A. A. The Sminthian Apollo and the epidemic among the Achaeans at Troy. *Transactions of the American Philological Association*, v. 108, p. 11-14, 1978.

BRANDÃO, J. S. *Dicionário Mítico-Etimológico da Mitologia Grega. Vols. I e II.* Petrópolis, RJ: Vozes, 1991.

BUONANNO, M. Histórias de vidas exemplares. Biografias. *MATRIZes*, São Paulo, v. 5, n. 1, p. 63-84, 2011.

BUZELLI, J. L. S. *Fragmentos de Poesia Épica e Cômica da Grécia Antiga & Vidas de Homero*. São Paulo: Odysseus, 2019.

CAIRUS, H. F.; RIBEIRO JR., W. A. *Textos hipocráticos:* o doente, o médico e a doença. Rio de Janeiro: Editora FIOCRUZ, 2005.

CARPEAUX, O. M. A Literatura Grega. *In:* CARPEAUX, O. M. *História da Literatura Ocidental. Volume I.* 3 ed. Brasília: Senado Federal, Conselho Editorial, 2008.

CARVALHO, S.; AGUIAR, L. A. Limites da responsabilidade na omissão de socorro às vítimas da covid-19. *ConJur* [Internet]. Opinião; 11 maio 2020. Disponível em: https://bit.ly/31BKYaT. Acesso em: 2 abr. 2024.

CHICCO, M.; TEBALA, G. D. War trauma in Homer's Iliad: a trauma registry perspective. *European Journal of Trauma and Emergency Surgery*, v. 47, n. 3, p. 773-778, 2021.

CLARKE, W. M. Achilles and Patroclus in Love. *Hermes*, v. 106, n. 3, p. 381-396, 1978.

COUTO JR., D. *As Flechas de Apolo:* Aspectos Culturais da Medicina Ocidental, Desde a Guerra de Troia Até a Primeira Conflagração Mundial. 2. ed. Rio de Janeiro: Rubio, 2013.

CONSELHO FEDERAL DE MEDICINA. *Código de Ética Médica.* Resolução CFM nº 2.217, de 27 de setembro de 2018, modificada pelas Resoluções CFM nº 2.222/2018 e 2.226/2019. CMF, Brasília. 2019.

DALBY, A. *Rediscovering Homer:* inside the origins of the epic. New York: W. W. Norton & Company, 2007.

DAREMBERG, C. *Oeuvres D'Oribase. Texte Grec, en Grande Partie Inédit, Collationnée sur les Manuscrits. Tome Deuxième. Tome Deuxième.* Paris, L'Imprimerie Impériale, 1854.

DAREMBERG, C. *La Médecine Dans Homère. Ou, Études D'Archéologie Sur Les Médecins, L'Anatomie, La Physiologie, La Chirurgie, Et La Médecine Dans Les Poèmes Homériques.* Paris: Didier, 1865.

DAREMBERG, C. De l'état de la Médecine entre Homère et Hippocrate 962 – 460 d'après les poëtes et historiens grecs. *Revue Archéologique, Nouvelle Série*, v. 18, p. 345-366, 1868.

DAREMBERG, C. *La Medicina em Homero. Ou Estudios de Arqueología sobre los Médicos, la Fisiología, la Cirugía y la Medicina en los Poemas Homéricos.* Versión, traducción, notas, digresiones y elucubraciones de Manuel García Tejeiro. Valladolid: 2020.

DERRIDA, J. *A Farmácia de Platão*. 3. ed. Tradução de Rogério da Costa. São Paulo: Iluminuras, 2005.

EDELSTEIN, E. J.; EDELSTEIN. L. *Asclepius. Collection and Interpretation of Testimonies*. Vols. I and II. Baltimore, Maryland: Johns Hopkins University Press, 1998.

EDGEWORTH, F. H. The Art of Medicine in the Age of Homer. *The Bristol Medico-Chirurgical Journal*, v. 34, n. 131, p. 105-118, 1916.

FARNELL, L. R. *Cults of the Greek States IV*. Oxford: Clarendon Press, 1907.

FILIPPOU, D.; TSOUCALAS, G.; PANAGOULI, E.; THOMAIDIS, V.; FISKA, A. Machaon, Son of Asclepius, the Father of Surgery. *Cureus*, v. 12, n. 2, e7038, 2020.

FOX R. L. *The Invention of Medicine. From Homer to Hippocrates*. New York: Basic Books, E-book, 2020.

FRANCO, Z.; BLAU, K.; ZIMBARDO, P. G. Heroism: A Conceptual Analysis and Differentiation between Heroic Action and Altruism. *Review of General Psychology*, v. 15, n. 2, p. 99-113, 2011.

FRÖLICH, H. Baracken im trojanischen Kriege. *Archiv für pathologische Anatomie und Physiologie von Virchow*, n. 71, p. 509-514, 1877.

FRÖLICH, H. *Die Militärmedizin Homer's*. Stuttgart: Verlag von Ferdinand Enke, 1879.

GABRIEL, R. S. Fragmentos da História. *O Globo*, Rio de Janeiro, ano XCVIII, n. 32.681, 28 jan. 2023. Segundo Caderno, p. 1-2.

GALANAKOS, S. P.; BOT, A. G.; MACHERAS, G. A. Pelvic and lower extremity injuries in Homer's Iliad: a review of the literature. *Journal of Trauma and Acute Care Surgery*, v. 78, n. 1, p. 204-208, 2015.

GALLIAN, D. *A literatura como remédio:* os clássicos e a saúde da alma. São Paulo: Martin Claret, 2017.

GARLAND, R. The Causation of Death in the Iliad: A Theological and Biological Investigation. *Bulletin of the Institute of Classical Studies*, v. 28, p. 43-60, 1981.

GEROULANOS, S.; TASOULI, A.; LYMBEROPOULOU, E.; PAPADOPOULOS, K. Homeric Injury Scenes on Ancient Greek Pottery Reveal Medical Knowledge. In: PAIPETIS, S. A. (ed.). *Science and Technology in Homeric Epics*. Dordrecht: Springer, 2008.

GRAZIOSI, B. *Os deuses do Olimpo:* Da Antiguidade aos dias de hoje, as transformações dos deuses gregos ao longo da história. Tradução de Claudia Gerpe Duarte e Eduardo Gerpe Duarte. São Paulo: Cultrix, 2016.

GRAZIOSI, B. *Homero.* Tradução de Marcelo Musa Cavallari e Maria Fernanda Lapa Cavallari. Araçoiaba da Serra, SP: Editora Mnēma, 2021.

GRIMAL, P. O Mito no Pensamento Grego. *In:* GRIMAL, P. *Mitologia Grega.* Tradução de Rejane Janowitzer. Porto Alegre: L&PM, 2013.

GRMEK, M. D. *Diseases In The Ancient Greek World.* Translated by Mireille Muellner and Leonard Muellner. Baltimore and London: Johns Hopkins University Press, 1989.

HALEM, J.; MANION, J.; STREED JR., C. G. A Legacy of Cruelty to Sexual and Gender Minority Group. *New England Journal of Medicine,* v. 391, n. 5, p. 385-391, 2024.

HESÍODO. *Teogonia; Trabalhos e Dias.* 2. ed. Tradução de Sueli Maria de Regino. São Paulo: Martin Claret, 2014.

HOMERO. *Ilíada* (Em Verso). 6. ed. Tradução e introdução (A Questão Homérica) de Carlos Alberto Nunes. Rio de Janeiro: Ediouro, 1996.

HOMERO. *Ilíada.* Tradução e prefácio de Frederico Lourenço; introdução e apêndices de Peter Jones; introdução à edição de 1950 de E. V. Rieu. São Paulo: Penguin Classics. Companhia das Letras, 2013.

HOMERO. *Ilíada.* Tradução e introdução de Christian Werner. São Paulo: Ubu Editora, 2018.

HOMERO. *Odisseia.* Tradução e introdução de Carlos Alberto Nunes. São Paulo: Hedra, 2011.

JAEGER, W. *Paideia*: a Formação do Homem Grego. 3. ed. Tradução de Artur M. Pereira. São Paulo: Martins Fontes, 1994.

JOUANNA, J. *Greek Medicine from Hippocrates to Galen. Selected Papers.* Translated by Neil Allies. Edited with a Preface by Philip van der Eijk. Leiden, Boston: Brill, 2012.

JUNKER, K. Achilles and Patroclus in the Trojan War: An introductory case study. *In:* JUNKER, K. *Interpreting the Images of Greek Myths. An Introduction.* Translated by Annemarie Kunzl-Snodgrass and Anthony Snodgrass. Cambridge, UK: Cambridge University Press, 2012. p. 1-18.

KAYHANIAN, S.; MACHADO, R. J. Head Injuries in Homer's Iliad. *World Neurosurgery*, v. 143, p. 33-37, 2020.

KERÉNYI, K. *Arquétipos da Religião Grega*. Tradução de Milton Camargo Motta. Petrópolis, RJ: Vozes, 2015.

KLIMIS, G. Medicinal Herbs and Plants in Homer. *In:* PAIPETIS, S. A. (ed.). *Science and Technology in Homeric Epics*. Dordrecht: Springer, 2008.

KÖMÜRCÜ, E.; TOK, F.; SIMŞEK, A.; OZÇAKAR, L. Musculoskeletal injuries in Homer's Iliad: the War of Troy revisited. *American Journal of Physical Medicine & Rehabilitation*, v. 93, n. 4, p. 335-341, 2014.

KOUTSERIMPAS, C.; ALPANTAKI, K.; SAMONIS, G. Trauma management in Homer's Iliad. *International Wound Journal*, v. 14, n. 4, p. 682-684, 2017.

KOUTSERIMPAS, C.; SAMONIS, G. Machaon: the first trauma surgeon in Western history? *Journal of Wound Care*, v. 27, n. 10, p. 659-661, 2018.

KUDLIEN, F. 'Zum Thema "Homer und die Medizin"'. *Rheinisches Museum für Philologie*, v. 108, p. 293-299, 1965.

LAIOS, K.; MICHALEAS, S. N.; TSOUCALAS, G.; PAPALAMPROS, A.; ANDROUTSOS, G. The ancient Greek roots of the term Toxic. *Toxicology Reports*, v. 8, p. 977-979, 2021.

LANGMUIR, A. D.; WORTHEN, T. D.; SOLOMON, J.; RAY, C. G.; PETERSEN, E. The Thucydides syndrome. A new hypothesis for the cause of the plague of Athens. *The New England Journal of Medicine*, v. 313, n. 16, p. 1027-1030, 1985.

LIPWORTH, W. Beyond duty: medical "heroes" and the Covid-19 pandemic. *Journal of Bioethical Inquiry*, v. 17, n. 4, p. 723-730, 2020.

LOURENÇO, F. *Grécia revisitada:* ensaios sobre a cultura grega. São Paulo: Carambaia, 2022.

LYNCH, K. M. More Thoughts on the Space of the Symposium. *British School at Athens Studies*, v. 15, p. 243-49, 2007.

LYONS, A. S. Medicina Cretense e Micênica. *In:* LYONS, A. S.; PETRUCELLI, J. *História da Medicina*. Tradução de Nelson Gomes de Oliveira. São Paulo: Editora Manole, 1997. p. 152-163.

MACHADO, M. H.; TEIXEIRA, E. G.; FREIRE, N. P.; PEREIRA, E. J.; MINAYO, M. C. S. Óbitos de médicos e da equipe de enfermagem por Covid-19 no Brasil: uma abordagem sociológica. *Ciência & Saúde Coletiva*, v. 28, n. 2, p. 405-419, 2023.

MAJNO, G. *The Healing Hand:* Man and Wound in the Ancient World. Cambridge, MA: Harvard University Press, 1975.

MALTA, A. *Homero Múltiplo. Ensaios Sobre a Épica Grega*. São Paulo: EDUSP, 2012.

MALTA, A. *A Musa Difusa:* Visões da Oralidade nos Poemas Homéricos. São Paulo: Annablume Clássica, 2015.

MANGUEL, A. *Ilíada e Odisseia de Homero. Uma Biografia*. Tradução de Pedro Maia Soares. Rio de Janeiro: Jorge Zahar Ed., 2008.

MARCH, J. *Mitos Clássicos*. Tradução de Maria Alice Máximo. Revisão de Wilson Alves Ribeiro Jr. Rio de Janeiro: Civilização Brasileira, 2016.

MARKETOS, S. G.; ANDROUTSOS, G. J. The Healing Art in the Iliad. *In:* PAIPETIS, S. A. (ed.). *Science and Technology in Homeric Epics*. Dordrecht: Springer, 2008.

MARSHALL, R.; BLEAKLEY, A. *Rejuvenating Medical Education:* Seeking Help from Homer. Newcastle upon Tyne, UK: Cambridge Scholars Publishing, 2017.

MCCOY, M. B. Woundedness, Narrative, and Community in the *Iliad*. *In:* MCCOY, M. B. *Wounded Heroes:* Vulnerability as a Virtue in Ancient Greek Literature and Philosophy. Oxford, UK: Oxford University Press, 2013. p. 1-35.

MILLER, M. *A canção de Aquiles*. 1. ed. Tradução de Gilson César Cardoso de Sousa. São Paulo: Jangada, 2013.

MORALES, M. S.; MARISCAL, G. L. The Relationship between Achilles and Patroclus According to Chariton of Aphrodisias. *The Classical Quarterly*, v. 53, n. 1, p. 292-295, 2003.

MORENO, C. *Tróia:* o romance de uma guerra. Porto Alegre: L&PM, 2004.

MORRISON, J. V. Homeric Darkness: Patterns and Manipulation of Death Scenes in the *Iliad*. *Hermes*, v. 127, n. 2, p. 129-144, 1999.

NAGY, G. *O Herói Épico*. Tradução de Félix Jácome Neto. Coimbra: Imprensa da Universidade de Coimbra, 2017.

NAGY, G. *Questões Homéricas*. Tradução de Rafael Rocca dos Santos. São Paulo: Perspectiva, 2021.

NAGY, G. Achilles and Patroklos as Models for Twinning of Identity. *In:* PATTON, K. C. (ed.). *Gemini and the Sacred. Twins and Twinship in Religion and Mythology.* London; New York; Dublin: Bloomsbury Academic, 2023.

NEAL, T. *The Wounded Hero. Non-Fatal Injury in Homer's Iliad.* Bern: Peter Lang AB, International Academic Publishers, 2006.

NOMIKOS, N. Injuries in the Greek epics of Homer. *Chinese Journal of Traumatology*, v. 21, n. 2, p. 109-112, 2018.

NULAND, S. B. The Paradox of Pergamon: Galen. *In:* NULAND, S. B. *Doctors:* The Biography of Medicine. New York: Knopf, 1988.

NUTTON, V. *A Medicina Antiga.* Tradução de Marisa Motta. Revisão Técnica de Manoel Barros da Motta. Rio de Janeiro: Forense Universitária, E-book, 2017.

NUTTON, V. *Galen. A Thinking Doctor in Imperial Rome.* London, New York: Routledge, 2020.

PÉGUY, C. *Notes sur M. Bergson e la philosophie bergsonienne. Note Conjointe sur M. Descartes et la Philosophie Cartésienne.* Quatrième édition. Paris: Gallimard, 1935.

PIKOULIS, E. A. *et al.* Trauma management in ancient Greece: value of surgical principles through the years. *World Journal of Surgery*, v. 28, n. 4, p. 425-430, 2004.

PÍNDARO. *Epinícios e Fragmentos.* Introdução, tradução e notas de Roosevelt Rocha. Curitiba: Kotter Editorial, 2018.

PLATÃO. *O Banquete.* Tradução de José Cavalcante de Souza. São Paulo: Abril Cultural, 1972.

PLATÃO. *A República.* 7. ed. Introdução, tradução e notas de Maria Helena da Rocha Pereira. Lisboa: Fundação Calouste Gulbenkian, 1993.

REALE, G. *Corpo, Alma e Saúde. O Conceito de Homem de Homero a Platão.* Tradução de Marcelo Perine. São Paulo: Paulus, 2002.

REZENDE, J. M. *À sombra do plátano: crônicas de história da medicina.* São Paulo: Editora Unifesp, 2009.

RIBEIRO JR., W. A. (ed.). *Hinos Homéricos:* tradução, notas e estudo. São Paulo: Ed. UNESP, 2010.

RICOEUR, P. *A Memória, a História e o Esquecimento.* Tradução de Alain François [*et al.*]. Campinas: Editora da Unicamp, 2007.

SALAZAR, C. F. The Iliad. *In:* SALAZAR, C. F. *The Treatment of War Wound in Graeco-Roman Antiquity*. Leiden; Boston; Koln: Brill, 2000. p. 125-158.

SAUNDERS, K. B. The Wounds in Iliad 13-16. *The Classical Quarterly*, v. 49, n. p. 345-363, 1999.

SAUNDERS, K. B. Frölich's Table of Homeric Wounds. *The Classical Quarterly*, v. 54, n. 1, p. 1-17, 2004.

SCLIAR, M. Literatura e medicina: o território partilhado. *Cadernos de Saúde Pública*, v. 6, n. 1, p. 245-248, 2000.

SCLIAR, M. *A Paixão Transformada: História da Medicina na Literatura*. São Paulo: Companhia das Letras, 1996.

SIGERIST, H. E. Homeric Medicine. *In:* SIGERIST, H. E. *A History of Medicine. Vol. II. Early Greek, Hindu, and Persian Medicine*. New York: Oxford University Press, Inc., 1961.

SNELL, B. *A Cultura Grega e as Origens do Pensamento Europeu*. Tradução de Pérola de Carvalho. São Paulo: Perspectiva, 2005.

SÓFOCLES. *A Trilogia Tebana: Édipo Rei. Édipo em Colono. Antígona*. Tradução do grego e apresentação de Mário da Gama Kury. Rio de Janeiro: Zahar, 1990.

SÓFOCLES. *Ájax:* Uma Tragédia Grega. 1. ed. Tradução de Mário da Gama Kury. Rio de Janeiro: Expresso Zahar, 1993.

SÓFOCLES. *Filoctetes*. 3. ed. Introdução, versão do grego e notas de José Ribeiro Ferreira. Lisboa: Fundação Calouste Gulbenkian, 1997.

SOUSA, M. S. A.; GALLIAN, D. M. C.; MACIEL, R. M. B. Humanidades médicas no Reino Unido: uma tendência mundial em educação médica hoje. *Revista de Medicina*, São Paulo, v. 91, n. 3, p. 163-173, 2012.

SWINNEY, C. Helmet Use and Head Injury in Homer's Iliad. *World Neurosurgery*, v. 90, p. 14-19, 2016.

TESSON, S. *Um Verão com Homero*. Tradução de Júlia da Rosa Simões. Porto Alegre: L&PM, 2019.

TRAPP, R. L. Ajax in the "Iliad". *The Classical Journal*, v. 56, n. 6, p. 271-275, 1961.

TSOUCALAS, G.; LAIOS, K.; KARAMANOU, M.; ANDROUTSOS, G. Demystifying the epidemic among Achaeans during the Trojan War. *Le infezioni in medicina*, v. 22, n. 4, p. 342-348, 2014.

TUCÍDIDES. *História da Guerra do Peloponeso*. 4. ed. Tradução de Mário da Gama Kury. Brasília: Editora Universidade de Brasília, Instituto de Pesquisa de Relações Internacionais; São Paulo: Imprensa Oficial do Estado de São Paulo, 2001.

URMSON, J. O. Saints and heroes. *In:* MELDEN, A. I. (ed.). *Essays in moral philosophy*. Washington: University of Washington Press, 1958. p. 198-211.

VERNANT, J-P. A bela morte e o cadáver ultrajado. *Discurso*, São Paulo, v. 9, p. 31-62, 1978.

VERNANT, J-P. Édipo sem Complexo. *In:* VERNANT, J-P; VIDAL-NAQUET, P. *Mito e Tragédia na Grécia Antiga*. Tradução de Filomena Yoshie Hirata. São Paulo: Perspectiva, 2011a, p. 53-71.

VERNANT, J-P. Ambiguidade e Reviravolta. Sobra a Estrutura Enigmática de Édipo-Rei. *In:* VERNANT, J-P; VIDAL-NAQUET, P. *Mito e Tragédia na Grécia Antiga*. Tradução de Filomena Yoshie Hirata. São Paulo: Perspectiva, 2011b, p. 53-71.

VIDAL-NAQUET, P. *O Mundo de Homero*. Tradução de Jonatas Batista Neto. São Paulo: Companhia das Letras, 2002.

von STADEN, H. Celsus as historian? *In:* van der EIJK PJ. (ed.). *Ancient Histories of Medicine: Essays in Medical Doxography and Historiography in Classical Antiquity*. Leiden; Boston; Köln: Brill, 1999. p. 251-294.

XENOFONTE. *Banquete* e *Apologia de Sócrates*. Tradução do grego, introdução e notas de Ana Elias Pinheiro. Coimbra: Centro de Estudos Clássicos e Humanísticos, 2008.

YOUNG, D. C. *A Brief History of the Olympic Games*. Malden, MA: Blackwell Publishing Ltd, 2004.

WEIL, S. A Ilíada ou o poema da força. *In:* BOSI, E. (org.). *A Condição Operária e Outros Estudos sobre a opressão*. Tradução de Therezinha Gomes Garcia Langlada. Rio de Janeiro: Ed. Paz e Terra, 1979. p. 319-344.

WERNER, C. Troia em paragens brasileiras: Machado de Assis, Euclides da Cunha e Guimarães Rosa. *Estadão*, São Paulo, ano 141, n. 45.444, 14 dez. 2020. Estado da Arte. Revista de Cultura, Artes e Ideias, on-line. Disponível em: https://estadodaarte.estadao.com.br/troia-werner-machado-rosa-cunha/. Acesso em: 4 fev. 2023.

WHEELER, H. B. Healing and Heroism. *New England Journal of Medicine*, v. 322, n. 21, p. 1540-1548, 1990.

WITHINGTON, E. T. Medical History from the Earliest Times: VIII. The Earliest Greek Medicine – Homer. Aesculapius. *Hospital* (Lond.), v. 12, n. 294, p. 101-102, 1892.

WOODS, S. Homer's fighting surgeons, Machaon and Podalirius. *Annals of the Royal College of Surgeons of England*, v. 3, n. 6, p. 336-340, 1948.

WORLD HEALTH ORGANIZATION. *The impact of Covid-19 on health and care workers: a closer look at deaths*. Geneva: WHO/HWF/Working Paper/2021.1. Geneva: 2021.

WORLD HEALTH ORGANIZATION. *Global excess deaths associated with Covid-19, January 2020 – December 2021*. Geneva: 2022. Disponível em: https://www.who.int/data/stories/global-excess-deaths-associated-with-covid-19-january-2020-december-2021. Acesso em: 4 abr. 2024.

ZANKER, G. *The heart of Achilles: characterization of personal ethics in the Iliad*. Ann Arbor: University of Michigan Press, 1994.

ZAROCOSTAS, J. How to fight an infodemic. *Lancet*, v. 395, n. 10225, p. 676, 2020.

NOTA SOBRE A IMAGEM DA CAPA

FIGURA NA CAPA. Atená com uma égide de serpente ajuda Ajax em luta com Glauco pelo cadáver de Aquiles, enquanto Páris (com seu arco ainda em punho) e Eneias assistem. A flecha atinge o tornozelo de Aquiles, o único ponto vulnerável do herói.

Ânfora calcidiana de 540-530 a.C., antigamente na Coleção Pembroke-Hope em Deepdene, Inglaterra e agora perdida. O desenho é baseado em A. Rumpf, Chalkidische Vasen (Berlim/Leipzig 1927), pl. 12. Esta versão da imagem foi redimensionada e colorida digitalmente por Kathleen Vail em uma tentativa de recriar as cores usadas pelo autor original, o Pintor das Inscrições. Fonte: Wikimedia Commons.